KB195405

요가 지도 가이드

# 요가 지도 가이드

발행일    2024년 12월 9일

지은이    박승태
펴낸이    손형국
펴낸곳    (주)북랩
편집인    선일영            편집    김은수, 배진용, 김현아, 김다빈, 김부경
디자인    이현수, 김민하, 임진형, 안유경       제작    박기성, 구성우, 이창영, 배상진
마케팅    김회란, 박진관
출판등록    2004. 12. 1(제2012-000051호)
주소    서울특별시 금천구 가산디지털 1로 168, 우림라이온스밸리 B동 B111호, B113~115호
홈페이지    www.book.co.kr
전화번호    (02)2026-5777        팩스    (02)3159-9637

ISBN    979-11-7224-389-0 03510 (종이책)       979-11-7224-390-6 05510 (전자책)

---

**(주)북랩** 성공출판의 파트너

북랩 홈페이지와 패밀리 사이트에서 다양한 출판 솔루션을 만나 보세요!

**홈페이지** book.co.kr    •    **블로그** blog.naver.com/essaybook    •    **출판문의** text@book.co.kr

---

**작가 연락처 문의 ▸ ask.book.co.kr**

작가 연락처는 개인정보이므로 북랩에서 알려드릴 수 없습니다.

| 이 도서는 2024년도 원광디지털대학교의 교비 지원에 의해 출간되었습니다.

요가 지도를 위한 교수법 가이드

# 요가 지도 가이드

박승태 지음

Yoga Teaching & Cueing Guide

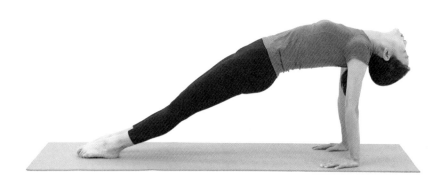

수련생과 함께 건강과 평화를 나누며,
몸과 마음의 조화를 추구하는 깊이 있는 요가 지도

북랩

'요가 지도 가이드'는 오랜 시간 요가를 지도하면서 경험하고 탐구했던 것들을 바탕으로 집필하였다. 요가는 단순한 신체 운동을 넘어 몸과 마음, 정신의 조화를 이루는 포괄적인 수행이다. 이를 가르치는 과정에서 요가지도사는 회원 및 수련생들에게 깊이 있는 수업을 전달할 수 있는 지도력이 필요하며, 이는 단순한 동작 설명을 넘어서 수련생들의 내면과 소통하는 과정이다. 이 책을 통해 이러한 요가 수업의 지도법을 보다 명확하게 정립하고 이를 요가지도사들이 실제 수업에서 어떻게 적용할 수 있을지 구체적으로 설명하고자 하였다.

이 책은 요가를 처음 지도하는 지도사에게 도움이 되도록 작성하였으며, 이미 요가를 가르치고 있는 지도사들에게도 자신의 수업을 점검하는 도구가 될 수 있도록 작성하고자 하였다. 초보 지도사들은 이 책을 통해 수업에서 어떤 말과 행동이 효과적인지에 대한 기본적인 이해를 얻을 수 있고, 경험이 많은 지도사들은 자신의 지도 방법을 점검하고 수업 지도에 새로운 아이디어를 얻는 계기가 되었으면 한다. 요가 수업에서 지도 가이드는 요가 자세의 안내 뿐만 아니라 지도사의 철학과 체득을 전달하는 중요한 수단이다. 이러한 지도 가이드의 기본 원칙을 정립하고 이에 따라 자신의 수행관에 맞는 가이드를 익히는 것은 매우 중요하다.

책의 주요 내용으로는 수업 전에 안내할 사항, 한 시간 요가 수업의 프로그램 구성과 아사나 안내, 요가 수련생들의 질문에 대한 답변의 예시 등이다. 수업 전반에 걸쳐 수련생들이 편안함을 느끼도록 돕는 가이드 방법과, 수련생들의 신체적·정신적 상태를 존중하며 동작을 이끌어 나가는 방법도 이 책의 주요 내용이다. 요가 수업에 참여하는 수련생들은 각기 다른 신체적, 정신적 상태를 가지고 있으며, 지도사는 이러한 차이를 고려하여 맞춤형 지도를 제공해야 한다. 요가지도사들이 스스로의 수업을 돌아보고, 각자의 수업 철학을 더욱 확고히 하며 지도력을 향상하기 위해서는 꾸준한 노력이 필요하다.

좋은 요가 수업이란 무엇일까? 그것은 수련생들이 몸과 마음의 건강을 회복하고, 내면의 평화를 찾는 과정에서 지도사가 긍정적인 역할을 하는 수업이라고 생각한다. 요가지도사로서 수련생들에게 요가 동작 이상의 가치를 전달하고, 그들이 진정한 요가의 의미를 경험할 수 있도록 이끌어주는 것은 지도사의 보람일 것이다. 이 책이 그런 여정에 조금이나마 도움이 될 수 있기를 바란다.

# 일러두기

- 아사나의 산스크리트어를 한국어로 표기할 때, 산스크리트어식 발음보다 요가 강사들에게 익숙한 영어식 발음을 바탕으로 표기하였다.

- 책에서 사용되는 요가 아사나 용어에 대해 한글 표기와 함께 산스크리트어의 영어 표기를 병기하여 통일성을 유지하였다. 이러한 표기 방식은 독자가 영어 표기와 한글 표기 간의 연관성을 쉽게 이해할 수 있도록 돕기 위함이다.

- 본 책에서 제시하는 요가 수업의 구성과 진행 방식은 하나의 예시이다. 각 동작의 반복 횟수는 최소한으로 하였으므로 지도사는 본인의 수업 환경과 참가자의 특성에 맞게 횟수와 내용을 응용하여 구성한다.

요가를 가르치는 방법과 지도 시 사용하는 용어와 문장에 대한 표현은 현재 여러 가지로 사용되고 있다. 요가 교수법, 요가 지도법, 요가 가이드 등이라고 한다. 동작 지도의 용어는 요가 지시어, 아사나 안내, 가이드, 큐잉, 멘트, 설명 등으로 사용되고 있다. 인도 등 외국에서는 Instruction, guide, conduct 등이 사용되고 있다. 이 책에서는 요가를 지도하고 안내한다는 관점에서 '요가 지도 가이드'라는 용어를 사용하였다. 아사나 지도 시 사용하는 용어는 명령이나 지시의 의미를 줄이고자 하는 흐름을 반영하여 '아사나 안내'라고 하였다.

# 차례

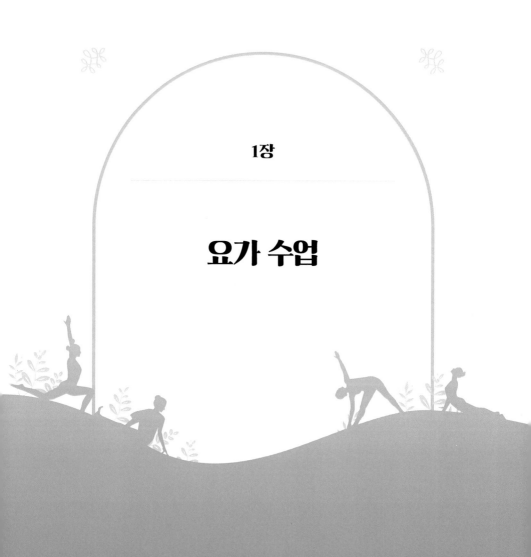

1장

# 요가 수업

# 1.
# 요가 수업을 왜 하는가?

　'요가 수업을 왜 하는가'라는 질문은 요가의 효과가 대중적으로 널리 알려져 있는 현재 상황을 감안하면 당연한 질문이라고 느낄 수 있다. 현대인들은 요가센터, 문화 강좌, 피트니스센터와 같은 다양한 공간에서 1시간 정도 요가 수업을 듣는 것은 매우 익숙하다. 그런데 요가가 고대 인도에서 자신의 근원을 알기 위한 심신 수련법, 혹은 삼매에 들기 위한 수련으로서 전해진 것을 생각하면 이러한 지도방식은 특정한 하나의 요가 지도법이라고 할 수 있다. 지금과 같이 요가 수업이 보편화된 것은 현대인의 삶이 과거보다 풍요로워지고 여유가 생기면서 요가를 통한 자신의 육체적, 정신적 건강관리에 대한 수요가 증가한 데서 기인한다.

이러한 요가 수업이 형성된 배경을 살펴보면, 서양에서 생활습관병이라고 불리는 대사성 질환이 늘어나면서 1970년대 이후 근본적으로 건강을 증진할 수 있는 식생활 개선과 운동의 필요성이 커졌다. 이러한 시기에 요가의 효과가 학술적으로 검증되고 대중적으로 알려지다가 2000년대 들어 웰빙 산업의 성장과 함께 세계적인 대중화를 이루게 되었다. 서양의 유명 인사들이 요가를 하고 다양한 대중매체에서 요가 프로그램을 방영하면서 이러한 흐름은 가속화되었다. 요가는 동양의 인도에서 출발하였지만, 세계적으로 보급된 데는 서양의 역할이 컸다고 할 수 있는데, 이는 요가의 효과가 현대인들의 수요에 부합했기 때문이다. 여기에는 요가가 단순히 육체적 건강뿐만 아니라 정신적 건강에도 효과가 있음이 알려진 것도 크게 영향을 미쳤다. 사회의 경제적, 문화적 발달과 함께 인간의 의식도 발전하며 많은 사람들이 육체의 건강만으로는 진정한 행복에 도달할 수 없다는 것을 알게 되었고, 정신적 안녕과 영적인 평화를 함께 추구하게 되었다. 보다 온전한 행복과 자기만족에 대한 자각이 일어난 것이다. 요가의 전인적 효과는 이러한 환경 속에서 아사나, 명상, 호흡 수련을 통해 더 널리 알려지게 되었다. 즉, 요가는 육체적 수련이면서 쁘라나(에너지)를 조절하는 수련이며 동시에 정신의 깨달음을 위한 수련으로 알려지며 세계인들에게 보급되었다.

## (1) 요가의 효과

요가는 육체적, 정신적, 심리적으로 다양한 효과가 있다. 이러한 요가의 전인적인 효과는 오랜 기간 형성된 요가 수련의 체계에서 비롯된다.

### ① 육체적 효과

요가가 보급된 과정을 살펴보면 '요가 수업을 왜 하는가'에 대한 해답은 자연스럽게 도출된다. 먼저 자신의 육체적 건강을 위해서 한다. 이는 다양한 인체의 기능과 연관이 있는데, 가장 대표적인 효과는 근기능을 향상하는 것이다. 근기능은 유연성(관절의 가동 범위), 근지구력, 근력, 균형성, 민첩성, 순발력을 말한다. 근기능이 향상되면 인체 근골격계의 치유력이 향상되며 요통, 견비통 등 신체 통증의 개선에 도움이 된다. 그동안 학계에서는 이에 대한 많은 연구가 있었다. 연구 결과 요가는 근기능 중에서 특히 유연성에 뛰어난 효과를 보였으며 근지구력과 균형성 향상에 효과가 있다고 검증되었다. 이러한 효과는 요가의 여러 수행법 중 주로 아사나에서 비롯된다. 그래서 대중적으로 '요가를 한다'는 것은 요가의 자세인 아사나를 수련하는 것을 지칭한다.

반면 민첩성, 순발력, 근력은 큰 효과를 나타내지 못하였는데 요가 아사나의 움직임을 보면 이유를 알 수 있다.[1] 요가는 관절의 가동 범위를 크게 움직이는 스트레칭 위주의 동작이 많다. 현대에 와서 발달한 요가 아사나의 유형은 근력을 향상시키는 동작도 많이 포함되어 있지만 이 또한 가동 범위를 크게 하면서 실시하기에 유연성의 증진 효과는 아사나의 첫 번째 효과라고 할 수 있다. 그리고 요가 동작은 호흡을 길게 하면서 천천히 한다. 이는 스트레칭을 하기 좋은 조건이 되며 또한 안정적으로 호흡과 의식을 조절할 수 있는 바탕이 된다.

요가의 주요 장점인 육체적 건강과 정신적 건강을 동시에 얻을 수 있는 것은 이러한 움직임의 특성으로 인한 것이다. 천천히 호흡하며 느리게 움직이고 관절의 가동 범위를 크게 하는 요가 아사나의 특징은 유연성을 향상하고 몸의 긴장과 경직을 해소하여 순환을 촉진함으로써 근지구력의 향상과 함께 신체의 통증 해소에 도움이 된다. 이를 통한 신체의 편안함은 정신 건강에도 도움이 된다.

---

1   노인 요가의 연구를 보면 민첩성에도 효과가 나타나기도 한다.

## ② 정신적 효과

요가는 인체의 신경계와 호르몬계에 긍정적인 영향을 미치며 정신을 안정시키는 효과를 가져온다. 현대인의 정신 건강관리에서 첫 번째로 거론되는 것이 스트레스 해소이다. 반복적인 스트레스의 누적은 자율신경의 균형을 깨뜨린다. 교감신경은 항진되고 부교감신경이 저하되면서 심신은 긴장 상태에 놓이게 된다. 이로 인한 증상은 혈관을 수축하여 손발을 차게 하고 심박수와 호흡이 빨라지게 하며 땀 분비를 증가시킨다. 그리고 위장을 수축하고 가슴을 답답하게 하며 얼굴에 열이 오르게 한다. 요가는 이러한 자율신경의 불균형을 바로 잡는 데 도움이 된다. 요가의 생리적 연구 중 자율신경에 대한 연구가 많은 것은 이러한 심신통합적 치유 효과를 검증하기 위한 것이다. 또 다른 연구로는 호르몬의 변화에 미치는 영향을 들 수 있다. 스트레스 반응 시 일어나는 호르몬의 변화 중 하나는 코르티솔호르몬의 분비가 증가하는 것이다. 스트레스 호르몬으로 알려져 있는 코르티솔은 부신피질[2]에서 분비되는 호르몬으로 스트레스에 저항할 수 있도록 신체 각 기관으로 더 많은 혈액을 공급하며 맥박과 호흡을 증가시킨다. 또한 몸

---

2  부신은 인체의 좌우 신장 위에 있는 내분비기관으로 생명 유지에 중요한 역할을 한다. 안쪽의 수질에서는 혈압을 상승시키는 아드레날린을 분비하고 바깥의 피질에서는 당질 코티코이드계에 속하는 코르티솔과 같은 부신피질 호르몬을 분비한다.

의 에너지원인 포도당을 뇌로 바로 전달할 수 있도록 하고 정신을 각성하고 감각기관을 예민하게 하여 신속한 판단을 하도록 한다. 그 결과 근육의 상태는 긴장하게 된다. 반면 이러한 반응은 스트레스에 견딜 수 있도록 하는 긍정적인 효과도 있다. 문제는 반복적인 스트레스다. 이는 코르티솔을 장기간 과하게 분비하게 하여 몸의 균형을 깨트려 식욕을 증가시키고 지방을 축적한다. 또한 고혈압의 위험을 증가시키고 근손상을 유발할 수 있다. 정신적으로는 불안과 초조함이 이어져 만성피로, 두통, 불면증을 유발할 수도 있다. 이 과정에서 면역력이 약화되어 감기 등의 바이러스 질환에 쉽게 걸리기도 한다.

그동안의 요가 연구에 따르면 규칙적인 요가수련은 혈중 코르티솔 수치를 유의미하게 감소시켜 스트레스 관련 증상을 완화하는 데 도움이 된다

'요가를 하면 이러한 증상에 어떻게 해서 도움이 되는가'는 꼭 생리학적으로 설명하지 않아도 요가를 하는 방식을 보면 알 수 있다. 요가는 스트레스 시 나타나는 인체의 증상과 반대되는 패턴으로 동작과 호흡을 실행한다. 호흡을 천천히 하고 동작 또한 호흡의 흐름과 일치하여 느리게 한다. 의식은 아래쪽인 깐다(하단전)에 두고 깊은 호흡을 하기에 복부의 혈액 흐름이 좋아지고 몸

의 이완으로 손과 발의 혈액순환도 좋아진다. 이는 스트레스 상황에 대처할 수 있도록 뇌와 몸의 중심부에 혈액이 몰리는 것과는 다른 흐름이다. 그리고 요가 동작을 할 때, 사지를 비롯한 전신을 주로 펴면서 실시하기에 근육의 경직을 풀어주고 혈액순환을 촉진하여 교감신경의 항진이 일으키는 것과는 반대 작용이 일어난다.

### ③ 심리적 안정 효과

요가의 스트레스 해소 효과를 심리적 안정과 동일선상의 효과로 볼 수 있지만 스트레스 해소가 심리적 컨디션이 마이너스 상태에서 정상상태로 회복하는 것이라면 여기서 말하는 심리적 안정은 원래 가지고 있는 기본적인 심리적 안정감을 더 향상시키는 것을 의미한다. 흔히 요가에서 수행력이 향상된다고 할 때는 이러한 안정감, 고요함, 평정심이 향상되는 것을 말한다.

복잡다단한 생활환경에 놓인 현대인은 그만큼 반대로 안정감을 가지고 싶어 하고 그 안정감이 오래 지속되기를 바란다. 이는 자신의 행복과 만족의 토대가 되므로 사람들은 다양한 방법으로 심리적 안정을 가지려 노력한다. 대개는 인간이 가진 외적 삼욕과 내적 삼욕[3]을 직접적으로 충족하기 위한 노력을 한다. 맛있는 요

---

3   외적 삼욕은 식욕, 수면욕, 성욕이고 내적 삼욕은 명예욕, 물질욕, 권력욕이다.

리를 먹는다든지, 원하던 물품을 구매한다든지, 몸을 아름답게 만든다든지, 재산을 증식한다든지, 혹은 사회적 성공을 추구한다든지 등 다양한 방면에서 자신의 욕구 만족을 통한 행복과 안정을 추구한다.

요가는 이러한 인간의 기본적 욕망을 무시하거나 부정적으로 보는 것은 아니다. 지나치지 않도록 적절히 조절하며 보다 높은 의식인 영성과 신성의 만족과 안정을 추구하도록 안내한다. 마치 육체적 훈련을 통하여 체력을 증진하듯이 아사나, 명상, 호흡을 통하여 심리적 체력을 증진하여 안정감과 평정심을 향상하도록 한다. 이러한 정신적, 심리적 안정과 평정심, 고요함이 아주 깊은 경지를 삼매라고 할 수 있다. 그래서 제반 요가 수련은 삼매를 지향하고 있다고 할 수 있다. 만약 전문적인 수행자가 아닌 일반인이 요가를 통해 삼매에 도달하지 못한다 하더라도 그에 준하는 상태에 도달하거나 혹은 이전보다 편안한 의식상태에 도달할 수 있으므로 그 과정에서 얻을 수 있는 이득이 많다.

예를 들면 이전보다 화가 덜 나고 감정의 기복이 덜 하며, 다른 사람에 대해 너그러워지고 일상에서 여유가 생기는 것이다. 이러한 현실적이고 직접적인 효과가 나타나기에 요가는 심리적 치유 기법뿐만 아니라 자기 계발법으로도 많이 활용되고 있으며 이를 계기로 깊은 수행으로 들어서는 사람도 증가하고 있다.

# 2.
# 요가를 어떻게 지도할 것인가?

 

 

요가는 전인적인 효과를 가지고 있기에 어디에 초점을 맞추는 가에 따라 전하는 방식과 프로그램 구성이 달라질 수 있다. 육체 적인 효과인 근력을 높이는 데 비중을 둔다면 선 자세와 팔로 체 중을 지지하는 자세가 프로그램 구성에서 많아진다. 유연성을 증 진하는 데 비중을 둔다면 앉은 자세의 비중이 늘면서 동작의 정 지시간이 길어지거나 비슷한 움직임의 동작을 연속적으로 실행한 다. 심신 이완의 효과를 위주로 구성하면 누운 자세를 위주로 하 면서 동작을 부드럽게 한다. 여기에 명상을 함께 수행하면 몸의 이완과 정신적 이완의 효과는 더욱 상승한다. 만약 육체적 호흡 능력을 강화하고자 한다면 흉곽을 확장하는 동작과 복부의 움직 임을 활성화하는 동작을 위주로 하면서 유산소 능력을 증진할 수 있도록 연속 동작을 실시하는 것이 도움이 된다.

치유적인 관점에서 보면 요통이 심한 사람은 단체 수업에서 다른 사람과 같은 수준으로 요가를 실시하기 어려울 수 있다. 이때 요가를 전하는 방식은 1:1의 개인지도 방식을 취하는 것이 효과적이다. 대상자가 할 수 있는 동작과 부담이 되는 동작을 선별하여 안정적으로 요가를 지도하는 것이다. 이는 작은 차이 같지만 개인에게 맞춤 동작을 실시하는 것은 치유 요가의 결과를 좌우하는 중요한 요소이다. 당사자에게 필요한 동작을 무리하지 않고 안정적인 강도로 적절한 가동 범위에서 실시하는 것이 치유의 효과를 훨씬 높인다. 이와 같이 요가의 다양한 효과 중 어디에 초점을 맞추는가에 따라 지도방식과 프로그램 구성이 달라지게 된다. 그래서 요가지도사는 자신이 전하고자 하는 요가의 핵심 내용이 무엇인지 명확하게 한 다음 그에 맞는 수업방식, 시간, 프로그램을 구성하여 효과적으로 전하는 것이 중요하다.

현재 요가의 현장에서 가장 많이 지도하는 방식은 1시간 아사나 위주의 수업 프로그램이다. 이 방식은 많은 요가 지도 방식 중하나이지만 현시대의 요가의 흐름에서 가장 보편화된 프로그램이라고 할 수 있다. 요가지도사는 이 프로그램의 지도법을 습득

함으로써 현장에서 원활히 활동할 수 있을 뿐만 아니라, 이를 응용한 새로운 프로그램을 개발할 수 있는 능력을 갖추게 된다. 예를 들어 명상 프로그램을 새로 개발할 때 1시간 동안 좌법 위주의 정적인 명상을 실시할 수 있지만, 복합 프로그램으로 아사나를 30분 하여 몸을 충분히 푼 다음, 좌식 명상을 30분 실시할 수도 있다.

같은 동작의 아사나 수업을 진행한다고 하더라도 지도사의 역량에 따라 운동 위주의 프로그램이 될 수도 있고, 심리적 효과가 동반되는 명상적인 프로그램이 될 수도 있다. 요가 생리학에 기초하여 요가의 에너지 체계를 활성화할 수 있는 호흡을 위주로 아사나를 지도한다면 운동의 효과와 함께 에너지를 조절하는 효과를 얻을 수 있다. 이와 같이 어떤 관점과 방법으로 지도하는가에 따라 요가의 다양한 효과 중 지도사가 안내하는 목적에 맞는 효과를 수업에 담을 수 있다. 즉, 요가 수업은 지도사의 수행관과 그에 맞는 지도법에 따라 그 수업의 질이 달라진다.

2장

# 요가 아사나 수업의
# 구성 요소

# 1.
# 수업 진행에 따른 구성

요가 아사나 수업 시 1회의 수련에서도 수련자의 몸 상태는 계속 변화한다. 먼저 시작 시에는 운동 전이므로 몸이 굳어 있거나 식은 상태이다. 이때 일반 운동의 경우 웜업(warm up)을 하여 경직된 몸을 풀어주고 혈액순환을 시켜 식어있던 몸을 데워 운동을 원활히 할 수 있는 조건을 만든다. 이를 통해 본 운동을 효율적으로 수행하도록 하고 부상을 방지한다. 본 운동을 할 때는 그 운동유형에 필요한 근육과 관절을 적극적으로 사용한다. 이에 따라 근골격이 강화되는 동시에 해당 운동의 수행 능력이 향상된다. 본 운동을 수행한 다음으로는 다시 몸을 안정시키고 회복하는 운동을 한다. 이를 마무리 운동이라고 한다. 마무리 운동은 준비운동과 유사한 동작으로 구성되기도 하나, 그 목적과 역할이 다르다. 마무리 운동에서는 주로 스트레칭의 비중이 높아지며, 보다 안정적이고 편안하게 실시하는 것이 중요하다. 준비 운동이 근육이 굳어 있는 상태에서 이를 풀어서 움직임을 준비하는 과정이라면, 마무리 운동은 본 운동에서 과도하게 사용한 근육을 이완하고, 피로와 경직을 해소하는 과정이라고 할 수 있다. 이를 통해 근육의 회복을 돕고, 심박수와 호흡을 회복하고 운동 후 발생할 수 있는 부상을 방지하는 역할을 한다.

이를 요가 수업에 비교한다면 준비 수련, 본 수련, 마무리 수련으로 구성할 수 있다. 운동이라고 하지 않고 수련이라고 한 이유는 본 수련 전의 앞뒤 과정이 일반적인 운동과는 차별되고 동작이 운동의 목적뿐만 아니라 명상의 목적으로 실시하는 경우도 많기 때문이다. 준비 수련에서 잠시 명상을 하고 몸풀기를 하여 혈액순환을 촉진하기도 하지만 일반적인 운동의 웜업(warm up)보다 몸을 데우는 정도는 상대적으로 약한 편이다. 마무리 수련의 경우에도 스트레칭과 회복 운동을 하지만 그보다는 사바 아사나를 통해 깊은 이완을 하면서 근피로를 풀고 정신적인 안정을 유도하는 경우가 많기 때문에 일반적인 정리운동과는 차이가 있어 수련이라고 하였다.

# 2.
# 근기능에 따른 구성

근기능은 앞에서 언급한 바와 같이 6가지로 분류한다.

유연성, 근지구력, 근력, 균형성, 민첩성, 순발력이다.[4] 어느 근기능에 중점을 두느냐에 따라 프로그램 구성이 달라질 수 있다.

### ① 유연성(Flexibility)

유연성은 인체의 유연한 정도를 나타내며, 관절의 가동 범위(Range of Motion: ROM)로도 불린다. 이는 '단관절 또는 다관절의 운동이 가능한 최대 범위'로 정의되며, 관절을 둘러싼 인대, 근육, 건, 지방조직, 피부 등의 상태에 영향을 받는다. 또한 신체의 피로

---

4    근기능 6가지를 체력의 구성 요소로 파악하기도 한다.

도, 주변 온도, 심리적 상태 등 다양한 요인에 의해 달라진다.

유연성이 좋을 경우, 신체 조직은 부드럽게 움직이며, 갑작스러운 외부 충격으로 인한 상해로부터 신체를 보호하는 데 도움이 된다. 특히 노인의 경우, 유연성 향상을 통해 낙상 위험을 줄일 수 있으며, 운동선수는 근손상 위험을 낮출 수 있다. 유연성은 나이가 들수록 감소하는 경향이 있지만, 요가 아사나와 같은 스트레칭 위주의 운동을 통해 그 감소 속도를 늦출 수 있다.

이처럼 유연성은 신체 활동을 원활하게 하고 외부 상해로부터 몸을 보호하는 역할을 하지만, 지나치게 큰 가동 범위의 스트레칭이나 갑작스러운 힘을 가하는 동작은 근육과 관절에 손상을 초래할 수 있기 때문에, 안전하고 올바른 방법으로 스트레칭을 시행하는 것이 필수적이다. 따라서 요가 수업에서는 이러한 안전성을 고려한 정확한 동작 지침을 지도하는 것이 중요하다.

② 근력(Muscular strength)

근력은 근육의 수축 작용에 의해 발생하는 물리적 운동 에너지를 말하며, 일상생활의 모든 동작은 근력의 작용을 통해 이루어진다. 물건을 들고 옮기기, 걷기, 글쓰기와 같은 활동은 모두 근육의 수축을 기반으로 이루어지므로, 근력은 일상생활뿐만 아니라 체력의 중요한 요소가 된다. 근력은 '근육에 가해지는 저항에 대항하여 힘을 발휘하는 정도'라고 정의되며, 이러한 이유로 근력 운동을 저항 운동이라고도 한다.

근력은 근섬유의 단면적에 비례하므로, 근육이 굵을수록 근력도 강해진다. 근육은 근손상과 회복 과정을 거쳐 굵어지므로, 무리하지 않은 적절한 근력 운동은 근력을 강화하고 신체 활동 능력을 향상시킨다. 신체의 근육은 높은 적응력을 지니고 있어, 꾸준히 저항 운동을 할 경우 근육이 커지고 강해지지만, 사용하지 않으면 근육이 위축되어 장기적으로 근감소증을 초래할 수 있다.

요가 지도 시에는 이러한 근력 운동을 유연성 운동과 적절히 결합하여, 유연성을 증진시키는 동시에 근력을 강화할 수 있도록 지도하는 것이 필요하다. 주동근과 길항근의 관계를 고려할 때, 유연성 운동을 한다는 것은 길항근이 늘어나는 만큼 주동근이 수축하여 운동을 한다는 의미이므로, 유연성과 근력은 상호 밀접하게 연결되어 있다. 어느 정도의 근육 길이에서 운동을 반복하는지가 유연성과 근력 중 한쪽이 좀 더 발달하는 중요 요소 중 하나가 된다.

### ③ 지구력(Endurance)

지구력은 신체에 주어지는 저항에 대응하여 지속적으로 운동을 수행할 수 있는 능력을 말한다. 지구력에는 근지구력(muscular endurance)과 심폐지구력(cardiorespiratory endurance)이 있다. 근지구력은 정적 근력 운동과 동적 근력 운동 시, 근육이 피로해질 때까지 수축할 수 있는 능력을 의미한다. 심폐지구력은 심장, 혈관, 폐와 같은 신체 기관들이 전신 운동을 오랫동안 지속할 수 있는 능력으로, 유산소 운동 능력으로도 불린다.

근지구력의 일반적인 측정 방법으로는 윗몸 일으키기나 팔굽혀펴기와 같은 특정 근력 운동을 몇 회 반복할 수 있는지를 측정한다. 심폐지구력은 트레드밀에서 일정한 속도로 얼마나 오랫동안 달릴 수 있는지를 통해 측정한다.

### ④ 균형성(Balance)

균형성은 신체의 중심을 유지하고 신체 정렬 및 자세를 지속적으로 유지할 수 있는 능력으로, 정적 균형(static balance)과 동적 균형(dynamic balance)으로 나눌 수 있다. 균형을 유지하기 위해서는 신체의 고유수용성 감각, 근골격계의 적절한 기능과 지각 반응, 시각 반응, 전정기관 등 다양한 신체 기능이 필요하다.

정적 균형은 고정된 바닥에서 신체 중심을 유지하는 능력을 말하며, 동적 균형은 외부에서 신체에 자극이 가해졌을 때나 바닥면이 흔들릴 때, 또는 몸을 움직일 때 자세를 유지하는 능력을 뜻한다. 요가의 아사나 중에는 브륵샤아사나(나무 자세), 가루다아사나(독수리 자세)와 같은 균형성을 향상하는 다양한 동작들이 있다.

### ⑤ 순발력(Power)

순발력은 짧은 시간 안에 동작을 수행할 수 있는 능력이다. 순발력은 근육의 순간적인 수축력이 강할수록 높아진다. 즉, 최단 시간에 최대의 힘을 발휘할 수 있는 능력으로 운동 수행자가 발휘하는 힘과 속도에 의해 결정된다. 순발력을 평가하는 방법으로는 수직 뛰기, 제자리 멀리 뛰기 등이 있다. 민첩성은 점프, 공 던지기, 차기 등과 같은 스포츠 능력의 중요한 요소로 다른 근기능에 비해 훈련으로 향상되는 정도가 가장 느린 기능이다.

### ⑥ 민첩성(Agility)

민첩성은 특정한 상황에서 빠르게 반응할 수 있는 능력이다. 민첩성은 움직일 때 방향을 전환하거나 공중에서 몸의 위치를 바꾸는 등 속도와 깊은 관련이 있다. 여러 가지 신체 능력이 필요한 민첩성은 힘, 속도, 각 신체 부위의 협응 능력, 중추신경계의 반사

속도에 의해 결정된다. 민첩성을 평가하는 방법으로는 왕복 달리기, 버핏 테스트, 사이드 스텝 등이 있다.

이러한 여섯 가지 신체 기능 중 유연성, 지구력, 균형성에 있어 요가는 우수한 효과를 발휘한다. 따라서 요가지도사는 이를 고려하여 수업 프로그램을 구성하도록 한다. 순발력과 민첩성은 직접적으로 크게 향상하지는 않더라도, 요가와 다른 운동의 복합 프로그램을 구성함으로써 관절의 가동 범위가 커지거나 신경 기능이 개선되어 도움이 될 수 있다.

예를 들어, 운동 선수의 동계 훈련에서 유산소성 및 무산소성 운동 능력을 향상시키기 위해 요가를 함께 실시할 수 있다. 유산소성 파워 능력은 심폐지구력과 관련이 있으며, 무산소성 파워 능력은 순발력과 관련된다. 동계 훈련에서 요가 복합 프로그램을 실시했을 때 무산소성 파워 능력이 향상되고 등속성 근력이 일부 향상되는 것은 이러한 효과를 반영한 것이다.[5]

---

5  박승태(2015). 동계훈련과 요가의 복합 처치가 사이클 선수의 유·무산소성 파워, 관절
   가동 범위 및 등속성 근력에 미치는 영향. 운동학학술지

대상자가 노인인 경우, 근기능 중 유연성 증진과 함께 근력 및 균형성 향상에 프로그램의 중점을 두게 된다. 중저강도의 근력 운동이 필요한 노인에게는 요가를 통한 근력 운동이 실질적인 근력을 향상하는 데 도움이 된다.[6] 다른 예로 피겨 선수를 위한 요가 프로그램은 유연성을 최대한 향상하는 방향으로 구성할 수 있다.

---

6   박승태((2020). 요가와 밴드 필라테스 운동이 여성 노인의 인지기능, 체력 및 뇌파에 미치는 영향

# 3.
# 신체 자세별 구성

요가의 다섯 가지 기본 자세에 따라 수업을 구성할 수 있다.
다섯 가지 기본 자세는 다음과 같다.

- 누운 자세 (Supine position)

- 엎드린 자세 (Prone position)

- 앉은 자세 (Sitting position)

- 기어가는 자세 (Quadruped position)

- 선 자세 (Standing position)

요가 수업의 목적에 따라 기본 자세의 구성과 비율이 달라진
다. 예를 들어, 이완을 목적으로 할 경우 누운 자세의 비중이 높

아지고, 앉은 자세와 엎드린 자세를 함께 구성할 수 있다. 하지의 근력을 강화할 경우에는 선 자세를 중심으로 구성할 수 있다. 이렇게 각 기본 자세의 특징을 활용하여 효과적인 요가 프로그램을 구성할 수 있다.

### ① 누운 자세

누운 자세에는 여러 가지 주요한 요가 아사나가 있다. 사바아사나, 할라아사나, 마츠야아사나, 우르드바 다누라아사나, 살람바 사르방가아사나, 자타라 파리바르타나아사나 등이 그 예이다. 이 중에는 중력의 영향을 덜 받는 편안한 자세가 있는 반면 신체를 들어 올리는 역전 형태의 자세가 있다. 전반적으로 중력의 부담이

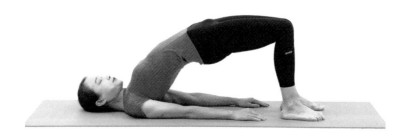

누운 자세의 아사나

적어 이완에 유리한 동작이 많으며, 그 대표적인 자세가 사바아사나다. 사바아사나가 각 동작 사이의 연결 자세로 사용될 경우, 누운 자세 프로그램 전체가 이완 중심으로 구성된다. 누운 자세의 프로그램은 육체적 이완뿐만 아니라 심리적 이완을 유도하는 데도 효과적이므로, 심리 치유 프로그램으로도 활용할 수 있다. 또한, 동적인 아사나와 휴식 자세의 교차 구성을 통해 피로 회복에도 도움을 준다. 누운 자세에서는 전굴, 후굴, 회전, 역전 등의 다양한 요가 동작을 수행할 수 있지만, 측굴 동작은 상대적으로 적은 편이다.

② 엎드린 자세

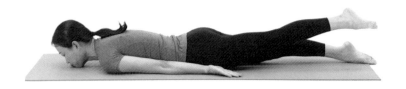

엎드린 자세의 아사나

엎드린 자세의 요가 동작으로는 다누라아사나, 살라바아사나, 부장가아사나, 마카라아사나 등이 있다. 엎드린 상태에서는 움직임의 범위가 제한되기 때문에 주로 후굴 자세가 많고, 후굴을 기반으로 한 회전이나 역전 자세들이 있다. 후굴과 회전이 결합된 자세로는 에카 파다 파리브르타 살라바아사나, 에카 파다 파리브르타 다누라아사나 등이 있다. 이러한 자세는 척추의 기능을 향상하며, 후굴 과정에서 척추기립근, 대둔근, 슬근과 같은 주요 근육을 강화한다. 또한, 척추와 관련된 차크라인 비슈디 차크라, 아나하타 차크라, 마니푸라 차크라, 스와디스타나 차크라 등을 활성화하여, 하타요가의 에너지 수련을 돕는 효과가 있다.

### ③ 앉은 자세

요가 자세 중 많은 동작이 앉은 자세에 해당한다. 누운 자세와 달리, 앉은 자세는 척추가 세워져 있어 체간의 움직임이 자유롭고, 이를 통해 전굴, 후굴, 측굴, 회전 동작을 고루 실시할 수 있다. 또한, 바닥에 안정적으로 앉아 수행할 수 있어 장시간 요가 수련에도 적합하다. 앉은 전굴 자세의 대표적인 예로는 파스치모타나아사나, 받다코나아사나, 우파비스타 코나아사나가 있다. 이 자세들은 같은 전굴 자세이지만, 다리의 간격을 달리하여 수행하기 때문에 다리의 다양한 근육을 훈련할 수 있으며, 골반과 다리의 교정에도 유용하게 사용할 수 있다. 회전 자세로는 아르다 마첸드라아사나, 바라드바자아사나, 마리챠아사나 등이 있으며, 각 동작은 개인의 유연성에 맞춰 다양하게 응용할 수 있는 장점이 있다. 이를 통해 동작의 난이도 조절이 가능하며, 특히 세 가지 회전 자세는 여러 개의 동작을 시리즈로 구성하기도 한다.

이러한 장점으로 앉은 자세는 동일한 아사나라도 다양한 방식으로 변형하여 개인의 신체적 특성과 능력에 맞춘 맞춤형 동작을 구성할 수 있으며, 인체의 다양한 근육을 섬세하게 풀어줄 수 있다. 앉은 자세와 관련하여 '아사나'의 뜻을 살펴보면 본래 '좌법'을 의미한다 이는 요가의 주요 수행법인 호흡과 명상을 위한 자세를 뜻한다. 따라서 앉은 자세의 수련에는 육체적 수련뿐만 아니라, 호흡과 명상을 위한 바른 좌법을 익히는 과정도 포함되어 있다.

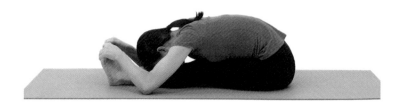

앉은 자세의 아사나

### ④ 기어가는 자세

기어가는 자세는 일반적인 운동에서는 자주 사용되지 않는 자세다. 요가에서 독특하게 사용되는 자세로, 다른 운동에서도 요가의 영향을 받아 비슷한 자세들이 만들어지기도 했다. 이는 요가 아사나가 매우 다양하며, 특히 동물의 동작을 본떠 만든 아사나가 많기 때문이다. 기어가는 자세를 영어로 'Quadruped position(네발동물 자세)'라고 번역하는 것도 이러한 이유에서다.

이 자세의 대표적인 요가 동작으로는 고양이 자세 시리즈가 있다. 척추를 수평으로 유지한 상태에서 체중 부담을 줄이고 척추 운동을 할 수 있어, 척추 유연성 향상과 강화에 유용한 동작이다. 기어가는 자세의 변형으로 무릎을 대고 하는 다양한 자세들도 이러한 동작의 연장선에서 수행한다.

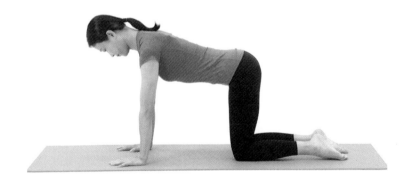

기어가는 자세의 아사나

⑤ 선 자세

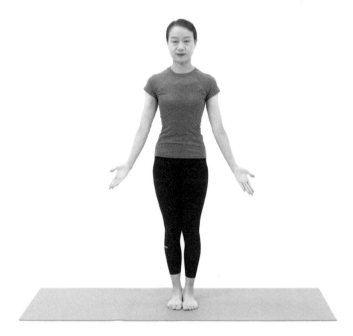

선 자세의 아사나

　요가의 기본 자세들은 인간의 일상적인 동작과 깊이 연관되어
있다. 잠자는 자세, 걷는 자세, 일을 하는 자세 등이 그 예이다.
선 자세는 일상의 주요 자세 중 하나로, 인간의 정체성을 나타내
는 상징적인 자세이기도 하다. 인간은 직립 자세를 통해 뇌가 발
달하고 도구를 사용함으로써 문화와 문명을 이룰 수 있었다. 바
로 선다는 것은 인간다움의 상징적 의미를 내포하고 있으며, 요가

에서는 여기에 수행적 의미가 더해진다. 뇌와 척추가 수직으로 배열된 구조적 의미를 넘어서, 회음의 하위 차크라에서 정수리의 상위 차크라까지 수직으로 에너지의 축이 연결되는 것이다. 이러한 측면에서, 선 자세는 중력과 관련된 골격 구조뿐만 아니라 요가생리학적 체계에서도 중요한 의미를 가진다.

선 자세의 주요 아사나로는 타다아사나, 브륵샤아사나, 비라바드라아사나, 트리코나아사나 등이 있다. 특히 타다아사나는 선 자세의 기준이 되는 아사나로, 자세 평가 시 사용될 만큼 요가 아사나에서 중요한 자세이다.

선 자세는 중력에 저항하여 하체로 체중을 지지하는 동작이기 때문에 기본적으로 하체를 강화하는 효과가 있다. 이러한 점에서 체력 증진이나 하지 근력 강화를 목표로 하는 요가 수업에서 선 자세의 동작 구성은 매우 중요하다.

# 4.
## 요가 수행 방법에 따른 구성

    아사나는 대중적으로 요가의 대표적인 수행법으로 알려져 있지만, 요가에는 이 외에도 다양한 수행법이 있다. 대표적으로 명상, 호흡법, 결인, 정화법 등이 있다. 각각의 수행법은 요가를 보다 깊이 체험하도록 한다. 명상은 '디야나'로 불리며, 의식을 한곳에 집중하여 삼매에 도달하는 것을 목표로 한다. 호흡법은 '프라나야마'로, 프라나(에너지)를 각성하고 조절하기 위한 중요한 수행 방법이다. 결인은 '무드라'라고 하며, 이는 명상과 호흡 수련을 더욱 효과적으로 하기 위해 손이나 몸의 특정 부위를 사용하는 수행 방법이다. 예를 들어, 갸나 무드라와 비파리타카라니 무드라가 있다. 갸나 무드라는 명상과 호흡 시 자주 사용되는 손 무드라로, 에너지를 아래로 안정시키고 신체의 중심으로 집중하도록 돕는 역할을 한다. 비파리타카라니 무드라는 신체의 역전 동작을 통해 에너지의 순환을 촉진하고, 뇌의 혈액순환을 도우며 체내의 감로, 영적 에너지를 보존하는 무드라이다.

정화법인 샤트 카르마는 하타요가의 수행법으로 심신을 정화하는 역할을 한다. 이러한 여러 수행법을 요가 수업에 적용함으로써 수업의 다양성을 높이고, 더 깊은 요가 체험을 제공할 수 있다. 예를 들어, 1시간 수업에서 아사나를 중심으로 50분간 수련한 후, 사바아사나로 5분간 이완 명상을 진행한다. 그 후 좌식 자세에서 갸나 무드라, 아트만잘리 무드라, 디야니 무드라를 각각 2분씩 총 6분간 실시하여 에너지를 각성하고 집중하는 수련을 이어서 할 수 있다. 아사나 수련을 통해 신체가 풀리고 혈액과 기의 순환이 원활해진 상태에서 이완 명상을 하면 심신의 이완이 깊어지며, 이어지는 무드라 명상은 에너지를 충만하게 해준다. 이로써 육체적인 수련을 넘어서 에너지적인 수련과 정신적인 수련으로 나아갈 수 있다.

요가 수업에서 에너지를 조절하는 호흡력과 의식을 집중하는 능력이 향상되면, 아사나는 육체적인 스트레칭을 넘어서 에너지를 각성하는 하타요가의 본질적인 수련으로 발전하게 된다. 즉,

아사나, 호흡, 명상이 상호 상승효과를 발휘하여 본래 요가의 정체성에 맞는 깊이 있는 수련을 실현할 수 있게 된다.

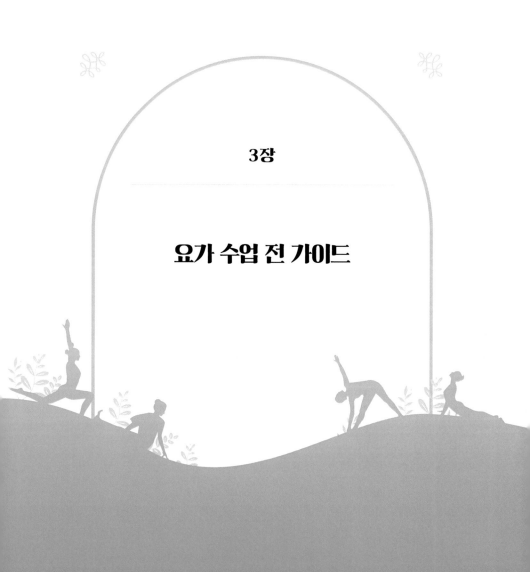

3장

# 요가 수업 전 가이드

이 장에서는 요가 수업을 시작하기 전에 요가지도사가 수련생들에게 할 가이드에 대해 다룬다. 가이드는 실제 수업을 진행하면서 경험을 통해 자연스럽게 향상되지만, 사전에 약간의 연습을 통해 초기 지도 시 발생할 수 있는 시행착오를 줄일 수 있다. 이를 통해 요가지도사는 보다 숙련된 모습으로 수업을 진행하게 되어 자신감을 높이고, 수업 내용의 전달력도 향상시킬 수 있다.

이러한 원활한 수업 진행을 위해 요가지도사는 본 수업 전 가이드로 자기소개, 요가의 효과, 수업 지침 및 준비사항, 주의 사항에 대해 안내하도록 한다.

# 1.
# 자기소개

 

수업을 시작할 때 가장 먼저 하는 것은 자기소개다. 자기소개는 간단하지만, 깔끔하고 명확하게 전달하는 것은 생각보다 쉽지 않다. 장소와 상황에 따라 말투나 표현이 달라질 수 있으며, 이름 외에 자신을 어떻게 소개할지 고민하다 보면 말이 끊기거나 예상치 못한 말이 나와 원래 의도와 다르게 전개되기도 한다. 이러한 현상은 특히 신규 지도사들에게 흔히 발생한다.

어느 정도 자기소개에 익숙해지면 상황에 맞게 적절하게 진행할 수 있는 여유가 생긴다. 하지만 누구나 처음부터 그렇게 할 수 있는 것은 아니므로, 미리 자기소개를 작성해 외워서 연습하면 자연스럽게 화법과 용어에 익숙해질 수 있다. 이를 위해, 이 장에서는 요가지도사가 자주 수업하는 주민자치센터의 요가반을 예시로 하여 자기소개 스피치를 연습하고자 한다.

안녕하세요.
저는 오늘부터 '심신의 건강을 위한 웰빙 요가' 수업을 진행하게 된 강사 ○○○입니다. 반갑습니다.

자기소개를 할 때, 인사를 두 번 해서 회원[7]들이 두 번 박수를 치게 하는 경우가 있다. 시작할 때 "안녕하세요" 하고 반절 인사를 한 후, 이름을 소개하고 다시 반절 인사를 하는 것이다. 이와 반대로, 언제 박수를 쳐야 할지 모르게 틈을 주지 않고 자기소개를 진행하는 경우도 있다. 그러면서 긴장해서 빠르게 말을 이어가기도 한다. 이렇게 하면 듣는 사람도 같이 조급해질 수 있다. 요가는 말로 수업을 안내하기 때문에, 여유 있는 속도와 적절한 리듬으로 부드러우면서도 명확한 음성으로 말하는 것이 중요하다.

저는 현재 주민자치센터에서 3년째 강의를 하고 있으며, S시 보건소에서도 노인 요가 수업을 진행하고 있습니다. 강좌 신청 시 확인

---

[7] 요가 수업에 참가하는 수련자에 대한 명칭은 다양하다. 이 책에서는 회원, 수련생으로 명명한다.

하셨겠지만, 앞으로 12주 동안 매주 화요일과 목요일 오전 10시에 여러분과 함께 할 예정입니다. 앞으로 즐겁고 유익한 요가 수업이 되길 바랍니다.

자신이 활동하는 기관이나 진행 중인 수업을 소개하는 것도 좋은 방법이다. 이는 강사에 대한 신뢰도를 높이고 때로는 회원들이 다른 센터의 강의 개설 시 요가지도사를 소개하는 계기가 될 수 있기 때문이다.

# 2.
# 요가의 근기능적 효과 소개

　요가의 근기능적 효과를 회원들에게 안내하는 것은 회원들이 요가를 통해 얻을 수 있는 이점을 명확히 인지하게 하여 꾸준하고 적극적으로 수업에 참여하도록 유도하는 데 도움이 된다. 현대인들이 즐겨하는 대표적인 운동으로는 러닝과 웨이트 트레이닝이 있다. 이 운동들의 공통된 특징 중 하나는 단순한 동작을 반복한다는 점이다. 예를 들어, 러닝은 트레드밀에서 짧게는 몇 분에서 길게는 30분 이상 달리며, 웨이트 트레이닝은 덤벨이나 기구를 이용해 여러 동작을 세트로 반복한다. 이러한 운동들은 일반 스포츠에 비해 상대적으로 흥미를 덜 느낄 수 있지만, 대중매체와 교육을 통해 그 필요성과 효과가 충분히 전달되었기 때문에 많은 사람이 기초 운동으로 받아들이고 실천하고 있다.

요가 역시 마찬가지이다. 다양한 동작을 꾸준히 실천하려면 그 동작의 필요성과 효과를 충분히 이해하고 인식할 때 실천력이 향상된다. 더불어, 이러한 인식은 수업의 집중력을 높이는 데도 기여한다.

저희 수업은 여성의 신체적, 심리적 건강을 증진하기 위한 웰빙 요가 수업입니다. 신체 건강을 위해서는 근력, 유연성, 그리고 심폐지구력을 잘 유지하고 발전시키는 게 중요합니다. 특히 심폐지구력, 즉 유산소 능력은 체력에 영향을 주고 다이어트와도 밀접한 관련이 있습니다. 그래서 수업 중에 동작을 연속적으로 하면서 약간 힘들게 진행할 수도 있습니다. 하지만 각자 체력 차이가 있기 때문에, 조금 힘든 정도는 괜찮지만, 너무 힘들 때는 무리하지 말고 쉬어가면서 하시기 바랍니다.

유연성도 매우 중요합니다. 유연성이 좋으면 관절이 잘 움직이고 근육이 덜 뭉치기 때문에, 운동 중이나 일상생활에서 부상의 위험이 줄어듭니다. 또, 근육이 경직되면 몸에 통증이 생기기 쉬운데, 유연성을 기르면 그런 통증을 줄이는 데도 도움이 됩니다. 그리고 몸이 풀리면 정신적인 긴장도 일정 정도 해소될 수 있습니다.

요가는 근력 향상에도 도움이 되는데, 강한 근력을 키우기보다는 지속적으로 힘을 쓸 수 있는 근지구력을 길러줍니다. 요가 자세는 전신을 고르게 사용하기 때문에, 전신 근력이 균형 있게 발달하는 게 큰 장점입니다. 근력 향상 과정에서 근육량이 늘어나면 기초대사량도 증가해서 다이어트에도 효과가 있습니다.

수업 중 유연성에 중점을 둘 때는 동작을 부드럽게 하면서 늘리는 동작을 많이 할 겁니다. 심폐지구력을 키울 때는 동작을 연속적으로 진행할 겁니다. 근력을 강화하고자 할 때는 체중을 손으로 받치거나, 기마자세 같은 버티는 동작을 중심으로 진행할 것입니다. 물론, 세 가지 운동 타입을 적절히 배합해서 골고루 할 예정이며, 특정 신체 부분을 강화하는 프로그램도 진행할 예정입니다.

수업 중 회원들에게 요가의 효과를 설명할 때는 여러 정보를 한 번에 전달하지 않아도 된다. 많은 내용을 한꺼번에 설명할 경우 수업이 설명 위주의 강의 형식으로 되어, 회원들이 요가 수업 대신 강의를 듣는 것처럼 느끼며 지루해할 수 있다. 따라서 한 가지 효과를 하루에 1분 정도로 간단히 설명하고, 며칠에 걸쳐 여러 효과를 나누어 전달하는 것이 효과적이다. 동일한 회원들과 꾸준히 수업을 함께 진행하는 경우, 서서히 효과를 인식할 수 있도록 시간을 두고 하나씩 안내하는 방식이 좋다.

그래서 요가지도사는 자신이 진행하는 수업의 특성과 장점을 정확히 파악하고, 회원들이 기대하는 바를 이해한 후 그에 맞춰 프로그램을 구성하고 지도하는 것이 중요하다.

# 3.
# 요가의 심신 통합적 효과 소개

요가 수업의 초기에는 육체적 효과에 중점을 두고 알려주다가, 시간이 지나면서 심리적·정신적 효과를 포함한 심신 통합적인 효과를 안내하는 것이 좋다. 회원들이 육체적 건강의 변화를 느끼게 되면 요가에 대한 긍정적인 인식이 생기고 이를 바탕으로 추가적인 인식을 할 수 있는 여유가 생긴다. 이 시점에서 심리적·정신적 효과를 설명하면, 회원들은 요가를 좀 더 통합적으로 이해하게 되어 깊이 있는 요가를 체험할 수 있는 계기가 된다. 유연성이 향상되고 고급 동작을 잘 수행하는 것도 중요한 발전이지만, 호흡과 의식을 조절하여 육체적·심리적·정신적 효과를 통합적으로 얻는 것이야말로 진정한 요가의 발전이라 할 수 있다. 이러한 효과를 스피치로 연습하여 회원들에게 안내하는 것은 수업의 질을 높이는 데 도움이 된다.

요가 아사나(자세)를 하면 세 가지 측면에서 효과를 얻을 수 있습니다. 육체적 건강의 향상뿐 아니라, 무형의 에너지(기운)를 각성하고 조절할 수 있습니다. 심리적으로도 편안해지면서 집중력 또한 크게 향상됩니다. 그렇다면 요가의 이러한 효과를 얻기 위해 무엇을 잘해야 할까요? 여러 가지가 있겠지만, 그중 가장 중요한 것은 호흡입니다. 호흡은 몸과 마음을 연결하는 가교 역할을 합니다. 여러분이 수업에서 배우게 될 코어 호흡은 신체의 중심을 강화하여 자세를 안정시키고 바르게 형성되도록 합니다. 신체의 힘을 효율적으로 사용할 수 있게 하며, 건강한 호흡을 하는 데 기초가 됩니다. 이뿐만 아니라, 복부 주요 장기의 혈액순환을 개선하여 배를 따뜻하게 만들어주는 효과도 있습니다.

깊고 부드러우며 느린 호흡은 자율신경을 안정시켜 긴장을 풀어주는 효과가 있습니다. 교감신경의 과도한 활동을 억제하며, 부교감신경을 활성화시킴으로써 심리적으로도 긍정적인 효과를 줍니다.

이렇게 깊은 호흡이 중요한데, 그렇다면 얼마나 깊이 호흡해야 할까요? 복부 아래쪽의 에너지 센터인 '깐다' 또는 '하단전'까지 호흡을 깊이 하는 것이 좋습니다. 코어 호흡이 잘 이루어지면 하단전까지 호흡이 도달하는 데 도움이 됩니다. 이와 같이 코어 호흡과 깐다 호흡이 연계되면 신체적인 이점뿐만 아니라 에너지를 활성화하고 심리적인 안정까지 복합적인 효과를 얻을 수 있습니다.

회원들에게 위와 같이 안내함으로써 요가의 복합적인 효과를 인지하게 하여, 더욱 깊이 있는 지도를 할 수 있다. 이렇게 육체적인 수련과 정신적인 수련을 함께 지도하면, 지도사에게도 더욱 보람 있는 수업이 된다. 또한 요가의 핵심 수련인 호흡 수련으로 자연스럽게 이어짐으로써 향후 명상 수련의 토대를 마련할 수 있다. 회원들은 실질적인 효과를 경험할 때 그 수련에 집중하고 시간을 투자한다. 호흡과 명상이 아사나보다 덜 보급된 이유는 상대적으로 효과를 느끼기 어려운 점도 있지만, 그보다는 그 장점과 필요성이 충분히 알려지지 않았고, 효과를 빠르게 체험할 수 있는 지도법이 충분히 개발되지 않은 요인도 있다. 단순 동작의 반복인 러닝과 웨이트 트레이닝을 사람들이 오랜 시간 동안 실천하는 것은 그 운동의 장점과 필요성을 자각했기 때문이라는 점을 생각하면, 호흡과 명상을 어떻게 알리고 지도할 것인가가 매우 중요하다.

요가의 심리적인 효과에 대해서 다음과 같이 소개할 수 있다.

요즘 회원 중에 우울증, 자율신경실조증, 공황장애 등을 겪는 분들을 가끔 보게 되는데, 요가는 이러한 정신 건강의 회복에도 도움이 됩니다. 지난번에도 말씀드렸듯이, 요가는 교감신경과 부교감신경의 균형을 조절해 자율신경계를 안정시키는 효과뿐만 아니라, 호르몬의 변화에도 긍정적인 영향을 미칩니다. 스트레스 호르몬으로 알려진 코르티솔의 수치는 주로 타액을 통해 측정하는데, 요가를 하고 나면 이 수치가 감소하는 것으로 나타납니다. 다른 예로 8주 동안 요가를 한 후 우울 지수와 스트레스 지수를 측정하였을 때, 수치가 감소하기도 하였습니다. 여러분이 진행할 12주 요가 수업에서도 이러한 긍정적인 변화가 일어날 수 있습니다. 꾸준히 실천하셔서 육체적 건강뿐만 아니라 정신적 건강도 함께 향상되시길 바랍니다.

우울, 불안, 스트레스와 같은 정신 건강에 대한 관심이 이전보다 크게 높아지고 있다. 이에 대한 요가의 효과를 회원들이 잘 인식할 수 있도록 안내하는 것이 필요하다. 우울 지수와 스트레스 지수를 수업 첫날 오리엔테이션 때와 마지막 날에 검사해 그 변화를 비교하여 회원들에게 확인시켜주고, 지도사가 그 효과를 해

석해 주는 것도 수업의 질을 높이는 방법 중 하나다. 노인 요가의 경우 인지기능 검사를 통해 요가가 치매를 늦추거나 예방하는 효과가 있음을 알려주는 것도 수업의 참여도를 높이는 방법이 된다. 이를 통해 요가지도사는 회원들의 상태를 더 상세히 알고, 수업의 결과를 파악함으로써 보다 세밀하고 구체적으로 지도할 수 있다.

# 4.
# 요가의 기타 효과 소개

요가는 폐 기능의 향상에 도움이 된다. 구체적으로 살펴보면, FVC(강제 폐활량)와 FEV1(1초 강제 호기량)을[8] 향상시킨다. FVC는 한 번의 최대 호흡으로 내쉴 수 있는 공기량을 측정하는 폐 기능 테스트이고, FEV1은 1초 동안 강제로 내뱉을 수 있는 공기량을 측정하여 폐 기능을 평가하고 호흡곤란과 관련된 질환을 검사하는 테스트이다.

지속적인 요가 수련은 FVC와 FEV1을 증가시키며, 이와 함께 최대 호흡 능력, 숨 멈추는 시간, 그리고 최대 호기 속도(PEFR)를

---

8    FVC: Forced Vital Capacity, FEV1: Forced Expiratory Volume in one second

향상시킨다. 즉 요가는 폐활량을 증가시키며 호흡과 관련된 근육을 강화하고 관련 기능을 향상시킨다.[9]

이에 대해 회원들에게 설명할 때는 다음과 같이 이해하기 쉽게 설명할 수 있다.

폐 기능은 우리 건강에 매우 중요한 역할을 합니다. 흔히 "폐활량이 좋아야 한다"라는 말을 들어보셨지요? 요가는 바로 이 폐활량을 늘리는 데 도움을 줍니다. 요가를 꾸준히 하면 한 번에 마시는 공기의 양이 늘어나고, 내쉴 때 공기를 더 빠르게 내보낼 수 있게 됩니다.

여러분도 폐 기능의 중요성을 종종 느낄 때가 있을 겁니다. 예를 들어, 등산이나 달리기 중에 숨이 찰 때나 수술 후 회복 과정에서 강화폐활량계를 사용하여 숨을 깊이 들이쉴 때입니다. 요가가 이런 폐 기능 향상에 도움이 되는는 이유는, 호흡과 관련된 근력이

9    Mandanmohan, Jatiya L, Udupa K, Bhavanani AB. (2003). Effect of yoga training on handgrip, respiratory pressures and pulmonary function. Indian J Physiol Pharmacol. 47(4): 387-92
     Bhagel P, Saha M. (2021). Effects of yogic intervention on pulmonary function and respiratory muscle strength parameters: A systematic literature review and meta-analysis. J Biosci. 2021;46:76.

함께 좋아지기 때문입니다. 요가를 하면 근육에 피로물질이 덜 쌓이게 되는 것도 이유 중 하나입니다. 이 효과를 더 높이고 싶다면 파워 요가를 함께 수련하는 것도 좋은 방법입니다.

요가의 효과에 대해 안내할 때 이론적인 기전을 많이 다루면 어렵게 느껴질 수 있다. 핵심만 간단하게 말하고 일상적인 예시를 들어 쉽게 설명하는 것이 좋다.

# 5.
## 요가 수업의 지침 및 준비사항

요가 수업의 효과를 높이고 안전하게 수련하기 위해서는 수업과 관련된 지침과 준비사항을 잘 안내하는 것이 중요하다. 요가 수업 첫 시간에 오리엔테이션을 통해 이러한 내용을 설명하도록 한다.

요가 수업을 더 효과적으로, 그리고 안전하게 진행하기 위해 몇 가지 지침을 안내드리고자 합니다. 첫 시간에 이런 내용들을 잘 숙지하시면 앞으로의 수련에 큰 도움이 될 겁니다.

먼저 식사에 대해 말씀드리겠습니다. 요가 동작은 복부와 척추를 많이 움직이기 때문에 식사 후 바로 수련을 하면 위에 부담이 갈 수 있습니다. 그리고 식사 후 포만감이 있을 때는 호흡이 불편할 수 있습니다. 그래서 식사 후 2시간 정도 지나고 요가를 하는 게 좋습니다. 만약 수업 시작 전에 너무 배가 고프면 음료 타입으로 가볍게 드시는 걸 추천드립니다.

다음은 복장입니다. 복부를 조이는 옷을 입으면 호흡이 불편하고, 동작할 때도 제약이 있을 수 있습니다. 움직이기 편하면서도 몸에 너무 조이지 않는 옷이 좋습니다. 요가복처럼 신축성이 있고 몸에 붙는 옷을 입으면 자세를 확인하기도 좋고, 동작을 교정해 드리기에도 훨씬 수월합니다.

마지막으로 액세서리와 안경에 대해 말씀드리면, 시계나 반지, 목걸이 같은 액세서리는 빼고 수련하시는 것이 좋습니다. 동작할 때 걸리거나 피부에 상처가 날 수 있기 때문입니다. 또 에너지 흐름에도 영향을 줄 수 있으니, 수업 전에 따로 보관해 두시는 게 좋습니다.

# 6.
# 주의사항

오리엔테이션에서 준비사항에 이어 주의사항을 함께 안내하는 것이 좋다. 요가 수업에서는 요가의 효과를 잘 전달하고 회원들이 열심히 하도록 지도하는 것도 중요하지만, 주의사항을 잘 안내해 다치지 않고 안전하게 수련하는 것도 중요하다.

다음으로 중요한 점은 동작을 무리하지 않고 하는 것입니다. 요가를 하다 다치는 경우 중 많은 사례가 잘하려는 마음에 무리하게 동작을 하기 때문입니다. 예를 들어, 유연해지고 싶은 마음에 강하게 늘리려고 하다 보면 근육이나 인대, 건에 무리가 갈 수 있습니다. 이렇게 하다가 다치면 회복하는 데 생각보다 오래 걸리기도 합니다. 특히 인대나 건이 손상되면 회복하는 데 2개월에서 길게는

6개월까지 시간이 필요할 수 있습니다. 그래서 초기에는 동작의 강도를 조금 부족한 듯이 실시하길 권합니다. 오랜만에 운동을 시작한 경우라면, 처음부터 무리하지 말고 2주 정도 몸이 적응할 시간을 가지면서 천천히 체력을 끌어올린다는 마음으로 하시면 좋겠습니다.

그렇다면 동작을 할 때, 적절하게 하고 있는지, 과하게 하고 있는지 아닌지 어떻게 알 수 있을까요?

첫 번째로 통증입니다. 이때는 참고 더 하려 하지 말고 통증이 없는 범위까지만 진행하도록 합니다. 무리하게 통증을 참으면 근육이 손상되거나, 근육이 스트레칭에 저항하는 신장 반사[10]가 일어나 오히려 몸이 더 경직될 수 있습니다. 이런 경우 표정과 몸에서 긴장이 드러나게 되는데요. 예를 들어 동작을 하다가 미간을 찌푸리는 경우입니다. 이것은 '아프다, 힘들다'는 신호입니다. 그래서 동작을 할 때 미간이 찌푸려지지 않는 범위에서 하는 것이 좋습니다.

다음으로, 입을 꽉 다물며 힘을 주는 경우입니다. 이것은 동작을 강하게 하려는 마음이 앞서 힘을 지나치게 쓰고 있다는 뜻입니다.

---

**10**  근육을 지속적으로 신장하면 즉 스트레칭을 하면 이에 저항하듯 늘어난 근육에 반사적으로 수축이 일어나며 긴장이 생기는 현상

최대치의 힘을 쓰는 파워 운동에서는 입에 힘을 줄 수 있지만, 요가 아사나는 호흡 수련과 명상처럼 편안하게 몰입해야 하므로 입을 편안하게 두고 하는 것이 좋습니다.

또한, 얼굴이 붉게 상기되는 경우도 주의해야 합니다. 요가는 에너지를 안정시키기 위해 수련하는데, 얼굴이 붉어지면 에너지와 혈액이 위로 몰린다는 뜻입니다. 한방에서는 '수승화강(水昇火降)'[11] 이라고 해서, 몸의 차가운 기운은 위로 올라가 머리를 시원하게 하고, 뜨거운 기운은 아래로 내려가 배를 따뜻하게 하는 것이 좋다고 합니다. 얼굴이 붉어진다는 것은 이와 반대로 되는 것을 의미합니다. 이를 방지하려면 호흡을 편안하게 하고, 코어 근육을 중심으로 힘을 쓰되 무리한 힘을 주지 않는 것이 중요합니다.

위의 주의사항을 한번의 수업이나 첫날 오리엔테이션에서 모두 전할 필요는 없다. '무리하지 말라'는 메시지만 간단히 전하고, 세부적인 내용은 다음 수업에서 나누어 설명해도 좋다.

그리고 수련 중에 이상 증상이나 불편함을 느끼면 혼자 판단하지

---

11  인체의 아래쪽의 차가운 기운은 위로 올라가서 머리를 시원하게 하고 위의 뜨거운 기운은 아래로 내려가 배를 따뜻하게 하는 순환을 말한다.

마시고, 수업이 끝난 후에 저에게 꼭 말씀해 주세요. 동작을 무리해서 하거나 본인의 불편한 부위 때문에 생긴 증상일 수도 있지만, 몸이 좋아지는 과정에서 나타나는 호전반응일 수도 있습니다. 말씀해 주시면 자세히 상담해 드리겠습니다.

예를 들어, 2~3개월 동안 꾸준히 요가를 하신 분이 최근 들어 요가 후에 나른하고 졸리다는 말씀을 하실 때가 있습니다. 이는 몸이 크게 이완되고 혈액순환이 좋아지면서 신체가 회복하고 적응하는 과정에서 나타나는 일시적인 반응일 수 있습니다. 어떤 분들은 이런 증상이 생기면 '요가가 나와 맞지 않나?' 하고 중단하는 경우도 있는데, 이럴 때 저와 상의하시면 본인의 상태를 더 잘 이해하고 요가를 계속하는 데 도움이 될 겁니다.

회원들은 자신에게 일어나는 증상이 요가로 인한 것인지, 일상생활의 원인인지 구분하기 어려울 수 있으며, 그 증상이 긍정적 반응인지, 부정적 반응인지 파악하기 어려워할 수 있다. 특히 요가를 시작하는 초기에는 더욱 그렇다. 그래서 이런 가능성에 대해 미리 얘기하여 상담받을 수 있도록 안내함으로써 막연한 걱정과 불안을 줄이고 안정적으로 요가 수련을 하도록 지도할 수 있다.

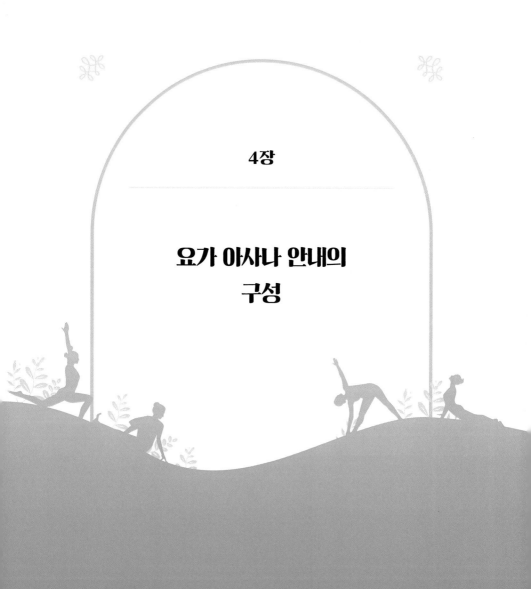

4장

# 요가 아사나 안내의
# 구성

# 1.
# 요가 아사나 안내의 구성요소

요가 지도는 주로 두 가지 방식으로 이루어진다. 첫 번째는 아사나 안내를 통한 지도이고, 두 번째는 동작 시범이다. 이처럼 아사나 안내는 요가 지도에서 매우 중요하며, 대개 안내 문장에는 일정한 화법의 패턴이 있다. 동작이 달라지더라도 일정한 패턴을 따르기 때문에 어떤 단어, 문장, 화법을 사용하는지가 매우 중요하다. 예를 들어, 앉아서 앞으로 숙이는 파스치모타나아사나의 경우 다음과 같이 진행할 수 있다

앉은 자세에서 양다리를 펴서 모으고 척추를 곧게 세웁니다.
양손을 골반 옆의 바닥에 두고 턱은 가볍게 당깁니다.
숨을 들이쉬며 양손을 위로 올리고 내쉬며 몸을 앞으로 숙입니다.

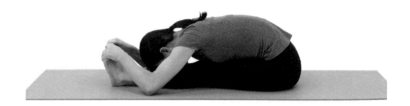

파스치모타나아사나

자세를 잠시 유지하고 호흡을 편안하게 실시합니다.

숨을 들이쉬며 천천히 일어납니다.

내쉬며 마무리합니다.


위의 과정을 순서대로 살펴보면 본 아사나를 하기 전에 준비 자세를 취한다. 이후 본 동작을 실시한 다음 시작했던 준비 자세로 돌아와 동작을 마무리한다.


이때 아사나 안내 용어를 살펴보면

먼저 호흡에 대한 안내가 나오고 - 숨을 들이쉬며

움직일 신체 부위가 나온다 - 양손을

이어서 움직일 방향이 나오고 - 위로

이후 움직임의 안내가 나온다. - 올리고

이러한 흐름으로 진행된다.


동작을 마무리할 때도

호흡 안내가 나오고 - 내쉬며

신체 부위가 나온다. - 몸을

이후 움직일 방향이 나오고 - 앞으로

움직임의 안내가 나온다. - 숙인다.

위와 같이 동일한 패턴으로 진행된다.


'왜 이런 순서로 하는 것일까?'


아사나 안내 용어의 순서를 바꿔도 동작의 진행에 무리는 없겠지만, 이 순서는 아사나 시 어떤 행위를 먼저 할 것인지를 안내하여 요가가 더 잘되도록 한다. 요가 아사나는 몸에 맞게 적절한 강도로 수행하고, 의식을 집중하여 호흡에 맞춰 동작을 하는 것이 중요하다.

하타요가는 이 중에서 호흡을 특히 중요하게 여긴다. 왜냐하면 하타요가는 에너지를 조절하는 요가로, 이때 가장 중요한 것이 호흡이기 때문이다. 호흡은 몸과 마음을 연결하는 다리 역할을 하므로 의식의 조절에도 중요한 영향을 미친다. 호흡을 잘하기 위해서는 몸의 중심부에 있는 코어 근육[12]을 사용하는 것이 중요한데 이는 코어 근육이 호흡의 주요 근육이기 때문이다. 운동적으로 보면 호흡은 들숨과 날숨 근육의 상호작용이다. 코어 근육으로 호흡하는 것이 숙련되면 아사나 시에 속근육을 먼저 사용하고, 겉근육을 사용하게 되어 안정적으로 운동을 수행할 수 있다.

따라서 호흡 근육을 먼저 사용할 수 있도록 하기 위해 아사나 안내에서 호흡이 가장 먼저 나오는 것이다. 이를 통해 호흡 근육인 코어에 의식을 집중할 수 있도록 지도한다. 이것이 숙련되면, 에너지의 중심인 깐다에 의식을 두고 신체를 움직이는 과정으로 진행한다.

파스치모타나아사나의 경우 본 동작에서 호흡 안내 이후 움직일 부위를 안내하고, 다음으로 움직일 방향을 말하고 마무리로 실질적인 움직임의 행위를 안내한다. 간단한 문장 같지만, 단어

---

12  코어 근육은 몸의 중심 근육으로 횡격막, 복횡근, 다열근, 골반기저근을 포함한다.

배열 순서에는 나름의 의미가 있다. 그래서 아사나 안내에서 사용하는 단어와 배열, 진행 속도, 목소리 톤, 집중 방법 등을 살펴보면 요가지도사의 철학, 지도력, 요가 수행 정도가 드러난다.

# 2.
# 요가 아사나 안내와 호흡 길이

요가지도사가 아사나 안내를 할 때 자신은 그에 맞춰 호흡을 하지 않는다. 그래서 요가에서 가장 중요한 요소인 호흡의 리듬을 놓칠 때가 있다. 집중과 몰입을 위해서는 자연스럽고 안정적이며 규칙적인 호흡이 중요한데, 회원들이 느낄 때 안내하는 호흡 길이가 예상치 못하게 길어지거나 짧아지면 날숨과 들숨이 일정하지 않아 불편함이 생겨 아사나에 몰입하기 어려울 수 있다.

그렇다면 아사나 안내 시 호흡의 전체 길이와 들숨과 날숨의 호흡 길이는 어떻게 설정하는 것이 좋을까?

아사나 시 호흡 길이를 설정하기 위해서는 먼저 일상의 호흡 길이를 파악하는 것이 필요하다. 성인의 정상 호흡수는 1분에 12~20

회이므로 1회의 호흡 길이가 짧은 사람은 3초 정도이고, 길면 5초 정도이다. 요가 아사나 시에는 평상시보다 동작을 느리게 하면서 호흡도 길게 하게 된다. 따라서 안정적으로 동작을 반복할 수 있는 호흡 길이를 안내하는 것이 좋다. 동작을 천천히 하면서 이에 맞춰 호흡할 경우 평소 호흡의 두 배 정도인 8초에서 초심자들은 1~2초 정도 짧게 하고 숙련자는 1~2초 정도 길게 하는 것이 무난하다.[13]

호흡 길이는 회원마다 개인차가 있기 때문에 실수업에서는 이를 감안하여 안내하도록 한다.

만약 한 회원이 서너 자세를 호흡 안내에 맞춰 실시하다가 호흡이 거칠어지거나 버거워한다면 이는 그 회원이 안정적으로 할 수 있는 것보다 호흡을 길게 한다는 것을 의미한다. 호흡 수련에서 불편함이 흔히 발생하는 경우는 대개 호흡 길이를 길게 하려는 의도에서 비롯되므로 안정적이고 편안한 호흡으로 수련을 진행하는 것은 매우 중요하다. 만약 어떤 회원이 일반 회원보다 호흡이 짧아 평균적인 호흡 안내에 맞추어 동작을 하기 어려울 때는 본인 리듬에 맞춰 편하게 하도록 안내하는 것이 안전하다. 이

---

[13] 이는 과학적인 연구를 기반으로 한 것이 아니라 현장에서 지도되는 사례를 토대로 한 것이기에 앞으로 실질적인 연구가 필요하다.

때 동작을 하는 과정에서 들숨과 날숨의 호흡이 바뀔 수도 있다. 예를 들어 내쉬며 앞으로 숙이다가 동작의 마무리쯤에 들이쉬는 것이다. 동작의 움직임과 호흡을 일치시키는 것이 원칙이지만 불안정하거나 용을 써서 호흡을 길게 하는 것보다는 중간에 들숨과 날숨이 바뀌더라도 편안하게 하는 것이 대개 더 안정적이다.

회원들은 요가지도사가 안내를 하면 그대로 맞춰서 하는 것이 잘하는 것이라고 인식하기에 자신의 호흡보다 버거워도 그대로 하려고 한다. 따라서 이를 고려하여 회원들이 편하게 수련할 수 있도록 안내해 주는 것이 필요하다.

수련 시 안내하는 '들이쉬고 내쉬고'의 호흡 길이가 자신의 호흡 길이보다 길 경우, 자신에게 맞춰 편하게 하는 것을 권합니다. 호흡은 무엇보다 편하게 하는 것이 가장 중요합니다. 동작을 하는 중이라도 호흡이 안정적으로 바뀌면 대개 무리가 없습니다. 중요한 것은 편안하게 하는 것입니다. 그리고 늘 같은 길이에 맞춰 하지 않아도 됩니다. 힘든 동작을 하거나 몸의 에너지 상태가 바뀌면 호흡의 길이와 리듬이 바뀌기도 합니다. 이때는 숨을 크게 몰아쉬기도 하고 호흡의 압을 높여 숨쉬기도 하기 때문에 똑같이 호흡의 리듬을 반복하는 데 너무 노력할 필요는 없습니다. 자신의 몸과 에너지의 상태에 맞게 자연스러운 호흡 리듬을 타는 것이 중요합니다. 처음부터 이렇게 되지 않으니, 차츰 익혀간다는 마음으로 하면 좋을 것 같습니다.

# 3.
# 요가 아사나 안내와 동작 설명

아사나 설명의 주요 사항은 무엇에 비중을 두느냐에 따라 달라진다. 예를 들어, 동작 중 의식의 집중과 몰입에 비중을 두는지, 아니면 정확한 자세를 수행하는 데 중점을 두느냐에 따라 달라진다. 두 가지 방식 모두 중요하지만, 전체적으로 어느 쪽에 더 중점을 두느냐에 따라 수업의 성격이 달라진다. 몰입에 중점을 두면 설명을 많이 하기보다는 호흡의 리듬을 반영하는 운율을 가진 안내 용어를 사용하는 것이 좋다. 정확한 자세에 중점을 두면, 힘을 주는 곳, 동작의 각도, 의식의 집중 등을 구체적으로 설명하는 방식으로 아사나를 안내하는 것이 좋다. 각각의 장점이 있기 때문에 몰입을 우선으로 하면서 설명을 곁들이는 방식을 추천한다.

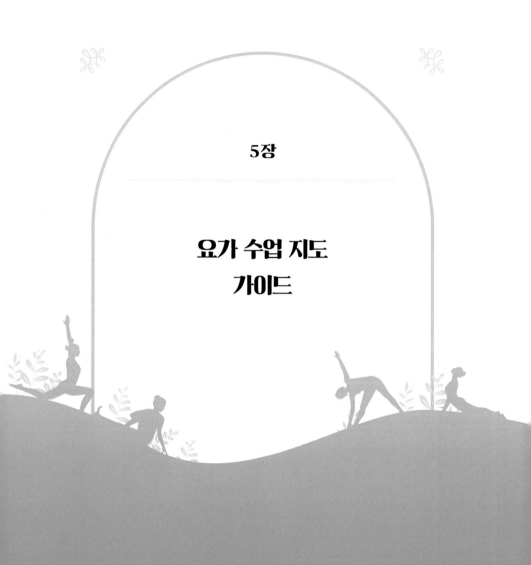

5장

# 요가 수업 지도
# 가이드

요가 지도 가이드 예시 수업 영상입니다.
유튜브 영상은 사정에 따라 일정 기간 동안 게시될 수 있습니다.

# 1.
# 준비 수련

 

 

요가 수업을 시작하면 짧게는 5분에서 길게는 10분 정도 준비 수련을 한다. 준비 수련은 본 수련을 잘할 수 있도록 몸을 풀어주고 기혈순환을 촉진한다. 이를 일반 운동의 준비 운동과 비교하여 준비 수련이라고 하였다. 이때 동작은 주로 관절 풀기에 유용한 파완묵타아사나를 위주로 하면서 기초적인 아사나를 추가로 수행한다. 요가의 유파에 따라 준비 수련의 자세와 강도, 방식은 차이가 있다. 여기서 소개하는 자세는 그러한 방식 중의 하나이다. 파완묵타아사나와 앉은 자세의 기초 시리즈 동작으로 구성하여 요가 아사나 안내를 설명하고자 한다.

준비 수련의 아사나 구성과 순서에는 몇 가지 원칙을 정할 수 있다. 예를 들어, 몸의 중심에서 먼 곳부터 풀어주고 점차 중심을 풀어준다. 하체부터 풀 경우 발가락, 발목, 무릎, 고관절 순서로 풀어주며, 상체는 손가락, 손목, 팔꿈치, 어깨 관절 순서로 진행한다. 그다음에는 척추를 풀고, 마지막으로 목을 풀어준다. 목은 인체에서 가장 섬세한 부위 중 하나로, 전신으로 가는 모든 신경과 주요 혈관이 지나가기 때문에 안전하게 동작을 해야 한다. 그래서 전신이 충분히 풀린 후에 목을 풀어준다. 이렇게 전신의 근육을 풀고 혈액순환을 촉진하여 본 수련을 준비한다. 준비 수련의 예시와 아사나 안내는 다음과 같다.

■ 예시 수업 참조사항

- 각 동작의 반복 횟수는 최소한으로 구성하였으므로 실제 수업에서는 요가 회원의 수준에 맞게 반복 횟수를 늘린다.
- 아사나 안내를 익히기 위해 단어를 간결하게 구성하였다. 실제 수업에서는 추가 설명을 적절하게 덧붙인다.
- 자신이 하는 아사나 안내를 녹음하여 스스로 따라 해 보며 점검한다.

## (1) 시작 자세

수련을 시작할 때는 호흡을 고르고 몸과 마음을 차분하게 가라앉히는 좌법으로 시작하는 경우가 많다. 이를 통해 요가의 본래 목적이자 핵심인 집중과 몰입을 잘할 수 있는 심신의 상태를 만든다.

지금부터 요가 수련을 시작하겠습니다.

자리에 편안하게 앉습니다.

먼저 수카아사나, 편안한 좌법을 취합니다.

오른발을 몸의 중심으로 당기고 왼발을 그 앞으로 당깁니다.

양손은 무릎 위에 얹고 손바닥은 편안하게 펴서 손 편 무드라를 합니다.

척추는 부드럽게 세우고 호흡을 편안히 고릅니다.

호흡을 일부러 깊게 하려거나 길게 하려고 하지 않습니다.

자연스럽게 이루어지는 호흡을 있는 그대로 실시합니다.

의식을 호흡에 두는 과정만으로 호흡은 서서히 안정되고 차분해지며 점점 깊어지게 됩니다.

턱은 자연스럽게 당깁니다.

목과 어깨의 상태에 따라 약간 들릴 수도 있으니, 지금은 자신이 편한 대로 실시합니다.

잠시 그대로 호흡합니다.

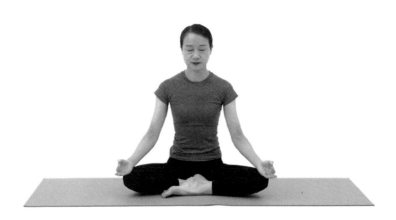

수카아사나

위와 같이 안내하여 차분하게 요가 수업을 할 수 있는 분위기를 만들고, 회원들이 자연스럽게 호흡의 중요성을 인식하게 한다. 호흡에 의식을 집중하는 연습을 통해 이후 동작에서도 호흡의 흐름을 자연스럽게 이어갈 수 있는 기초를 마련한다. 회원들의 호흡이 아직 깊지 않고 길이도 짧은 경우가 많으므로, 무엇보다 부담 없이 편안하게 수련할 수 있도록 지도한다.

## (2) 하지 풀기

파완묵타아사나 시리즈(Pavanamuktāsana Series)의 하지 풀기를 발끝에서 고관절 쪽으로 이동하며 순서대로 풀어준다.

### ① 발가락 굽혔다 펴기

발가락을 앞뒤로 움직이는 과정에서 발가락 관절의 굽힘근과 신전근은 서로 주동근과 길항근이 됨으로써 근력 운동과 유연성 운동을 반복한다.

하지 풀기, 발가락 굽혔다 펴기 하겠습니다.

양다리를 펴고 양손은 등 뒤에 바닥에 놓습니다.

척추는 부드럽게 세우고 기본 자세로 앉습니다.

숨을 내쉬며 양발가락을 앞으로 굽힙니다.

들이쉬며 발가락을 펴며 약간 뒤로 당깁니다.

내쉬며 다시 앞으로 굽히고, 들이쉬며 뒤로 당깁니다.

내쉬며 그만.

처음에는 3~5회 정도 실시하고 수련의 진행에 따라 횟수를 늘린다. 아사나 안내를 할 때 두 번째부터는 전체 문장을 다하지 않고 줄여서 하여도 좋다. 예를 들어 '숨을', '양발가락을'과 같은 단어는 동작을 통해 이미 알고 있으므로 생략하고 간단하게 안내하는 것이다. 요가 아사나는 숙련될수록 자신에게 집중, 몰입하여 실시하는 것이 좋으므로 수련자들이 동작을 충분히 숙지했을 때는 아사나 안내를 간결하게 하여 집중과 몰입하기 좋도록 한다.

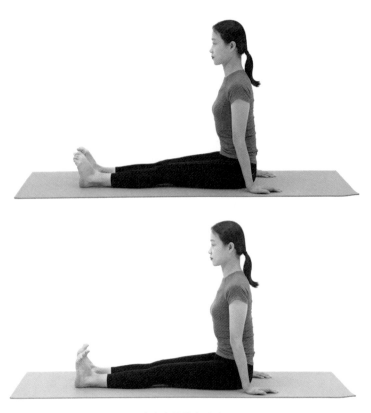

발가락 굽혔다 펴기

## ② 발목 굽혔다 펴기

이 동작은 족관절의 족저굴곡과 족배굴곡을 수행하는 것이다. 이를 통해 족저굴곡에 관여하는 근육인 비복근, 가자미근, 후경골근, 장비골근과 족배굴곡에 관여하는 근육인 전경골근, 장무지신근, 장지신근, 제 3비골근을 강화하거나 이완시킨다. 발끝을 당

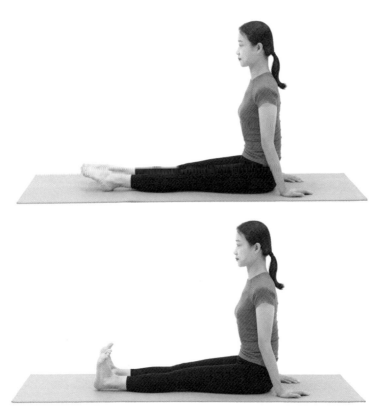

발목 굽혔다 펴기

길 때는 비복근과 가자미근 등이 수축하고, 반대쪽의 전경골근과 장무지신근 등이 늘어난다. 발끝을 밀 때는 반대가 된다. 이를 통해 각 근육을 강화하고 이완시킨다.

발목 굽혔다 펴기 하겠습니다.
숨을 내쉬며 양발을 앞으로 밉니다.
들이쉬며 뒤로 당깁니다.
내쉬며 밀고 들이쉬며 당깁니다.
내시며 제자리로 옵니다.

### ③ 발목 회전

발목 회전 동작은 발목 관절의 유연성 운동을 골고루 실행할 수 있는 동작이다.

발목 회전 하겠습니다.
양발을 골반 너비로 벌립니다.
양발을 안에서 바깥으로 회전하며 돌립니다.
하나, 둘, 셋,
반대로 돌립니다.
하나, 둘, 셋,

그만, 제자리로 돌아옵니다.

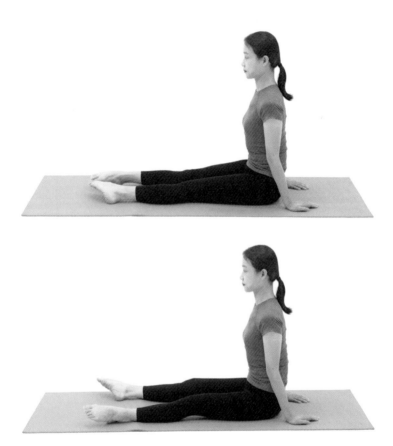

발목 회전

이 동작에서 회전은 이는 해부학적 움직임의 회전을 의미하지는 않는다. 해부학적 회전이 이루어지려면 발목 관절의 다른 움직임이 관여하지 않고 회전해야 하지만, 발목에는 그러한 작용이 없다. 이 동작은 발목 관절의 족배굴곡, 족저굴곡과 내번, 외번을 함께 사용하여 발끝이 원을 그리는 움직임을 만드는 것이다. 이러한 움직임을 통해 발목과 관련된 다양한 근육을 활성화한다.

### ④ 발목 돌리기

발목 돌리기는 앞서 설명한 발목 회전 동작과 움직임 자체에서는 차이가 없다. 앞의 동작이 능동적 스트레칭인 반면, 이 동작은 수동적 스트레칭이라는 점에서 차이가 있다. 일반적으로 동일한 움직임일 경우, 관절의 가동 범위, 유연성은 수동적 스트레칭에서 더 크게 일어난다. 손으로 발끝을 잡고 발목을 돌리는 수동적 스트레칭의 발목 돌리기가 발목 관절을 더 크게 움직인다. 그래서 능동적 스트레칭을 먼저 시행한 후 수동적 스트레칭을 한다. 동작의 목표나 상황에 따라 이 순서는 달라질 수 있다.

발목 돌리기 하겠습니다.
오른 다리를 굽혀서 오른 발목을 왼 다리의 허벅지 위에 올립니다.
오른손으로 오른 발목을 잡고 왼손은 오른발을 잡습니다.

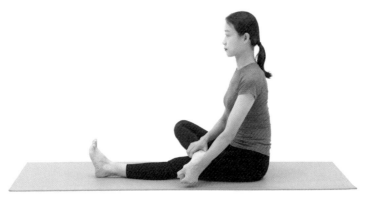

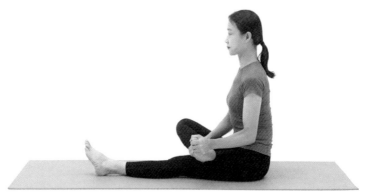

발목 돌리기

천천히 아래에서 위로 돌립니다.

반대로 돌립니다.

발을 바꾸어 실시하겠습니다.

왼손으로 왼 발목을 잡고 오른손은 왼발을 잡습니다.

천천히 돌립니다.

반대로 돌립니다.

그만.

## ⑤ 무릎 굽혔다 펴기

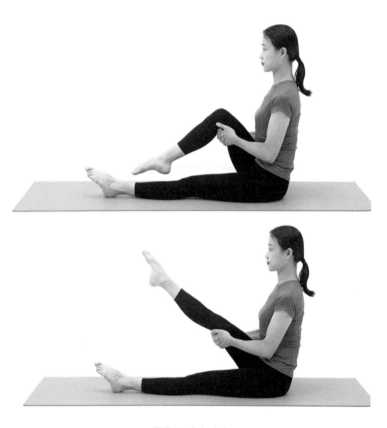

무릎 굽혔다 펴기

무릎 굽혔다 펴기는 발끝이 위아래로 움직이지만, 실제로 작용하는 근육은 대퇴부의 근육이다. 다리를 펼 때는 다리 앞쪽의 대퇴사두근이 수축하고, 다리를 굽힐 때는 다리 뒤쪽의 슬근이 작용한다. 이때 더 많은 힘을 사용하는 근육은 대퇴사두근이다. 다리를 위로 올리는 동작이므로 대퇴사두근은 중력에 저항하여 힘을 발휘한다. 반면, 다리를 아래로 내릴 때는 슬근이 크게 힘을 쓰지 않아도 중력에 의해 자연스럽게 내려간다. 이때 슬근은 수축보다는 대퇴사두근이 속도를 조절하기 위해 길이가 늘어나면서 힘을 발휘하는 원심성 수축 운동을 하므로 실제 슬근은 근력 사용은 적다고 할 수 있다.

무릎 굽혔다 펴기 하겠습니다.

두 다리를 펴고 앉습니다.

오른 다리를 굽히고 양손으로 허벅지 아래를 깍지 끼어 잡습니다.

숨을 내쉬며 다리를 위로 폅니다.

들이쉬며 아래로 내립니다.

내쉬며 다시 위로 폅니다.

들이쉬며 아래로 내립니다.

반대쪽 하겠습니다.

다리를 바꾸어 깍지 끼어 잡습니다.

코어의 힘을 강화하고자 하는 분은 몸의 각도를 약간 뒤로 젖힙니다.

척추는 부드럽게 폅니다.

내쉬며 다리를 펴고 들이쉬며 내립니다.

한 번 더 내쉬며 펴고 들이쉬며 내립니다. 그만.


## ⑥ 발끝으로 원을 돌리기

발끝으로 원을 돌리기는 앞의 자세에 이어서 발끝으로 공중에 지름 50~60cm 정도의 원을 그리며 돌리는 동작이다. 슬관절과 고관절을 복합적으로 사용하게 된다.


발끝으로 원을 돌리기 하겠습니다.

앞의 동작과 같이 양손으로 오른 다리를 깍지 끼어 잡습니다.

발끝으로 안쪽에서 바깥쪽으로 원을 그리며 돌립니다.

하나, 둘, 셋.

반대로 돌립니다.

하나, 둘, 셋.

다리를 바꿔 실시하겠습니다.

왼 다리를 깍지 끼어 잡습니다.

안쪽에서 바깥쪽으로 원을 그립니다.

하나, 둘, 셋.

반대로 돌립니다.

하나, 둘, 셋 그만.

두 다리를 펴고 앉습니다.

호흡을 잠시 고릅니다.

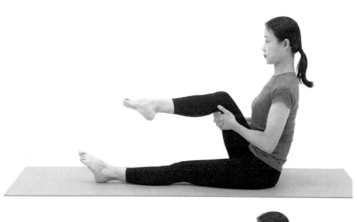

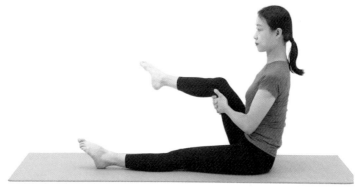

발끝으로 원을 돌리기

한 동작을 마무리할 때는 몇 가지 방법으로 회원에게 안내할 수 있다.

예를 들어 숫자를 다 세고 난 뒤 아래와 같이 두 가지 경우로 할 수 있다.

- 하나, 둘, 셋, 넷, 다섯 그만.
- 하나, 둘, 셋, 넷, 다섯, 동작을 마무리하고 호흡을 잠시 고릅니다.

자신이 편한 단어를 선택하거나 요가 수업의 진행 흐름에 적합한 단어를 선택하여 지도한다.

### ⑦ 고관절 풀기

고관절 풀기 동작은 반 나비 자세라고도 한다. 이 동작은 고관절을 외회전한 상태에서 무릎을 들어 올렸다가 천천히 내리며 고관절의 긴장을 풀어준다.

고관절 풀기, 반 나비 자세 하겠습니다.

오른 다리를 굽혀 왼손으로 오른발을 잡고 오른손으로 오른 무릎을 잡습니다

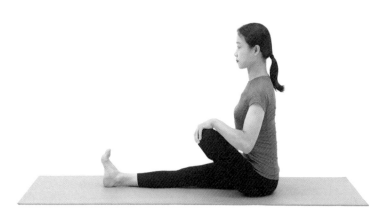

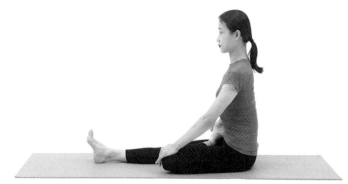

고관절 풀기(반 나비 자세)

들이쉬며 무릎을 위로 올리고 내쉬며 누릅니다.

들이쉬며 올리고 내쉬며 누릅니다.

들이쉬며 제자리.

반대쪽 하겠습니다.

다리를 바꿔 잡습니다.

들이쉬며 왼 무릎을 올리고 내쉬며 누릅니다.

들이쉬며 올리고 내쉬며 누릅니다.

들이쉬며 제자리.


## (3) 상지 풀기

파완묵타아사나 시리즈(Pavanamuktāsana Series)의 상지 풀기를
손끝에서 어깨 쪽으로 이동하며 순서대로 풀어준다.

### ① 주먹 쥐었다 펴기

주먹 쥐었다 펴기는 손가락 관절을 굴곡, 신전하는 동작이다.

상지 풀기, 주먹 쥐었다 펴기 하겠습니다.

수카아사나로 앉습니다.

양팔을 앞으로 나란히 올리고, 손은 편 채 손등이 위를 보도록 합
니다.

숨을 내쉬며 주먹을 쥡니다.

들이쉬며 손을 펴서 손가락을 벌립니다.

내쉬며 주먹을 쥡니다.

들이쉬며 폅니다.

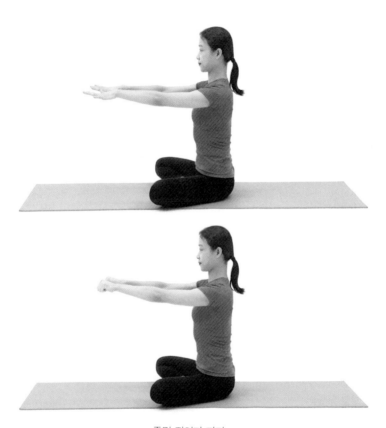

주먹 쥐었다 펴기

## ② 손목 굽혔다 펴기

손목 굽혔다 펴기는 손목관절을 굴곡, 신전하는 동작이다. 앞
의 동작에 이어서 실행한다.

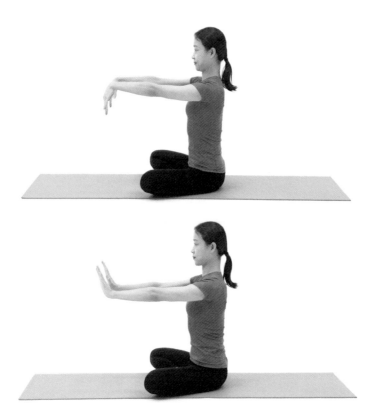

손목 굽혔다 펴기

손목 굽혔다 펴기 하겠습니다.

숨을 내쉬며 손을 아래로 내립니다.

들이쉬며 손을 위로 올립니다.

내쉬며 내리고, 들이쉬며 올립니다.

내쉬며 제자리.


### ③ 손목 돌리기

손목 돌리기도 발목 돌리기와 마찬가지로 손목 관절의 해부학
적 회전을 의미하는 것은 아니다. 손목의 굴곡과 신전, 내전과 외
전을 함께 사용하는 동작이다.


손목 돌리기 하겠습니다.

양손으로 주먹을 가볍게 쥡니다.

손을 시계 방향으로 돌립니다.

하나, 둘, 셋, 넷, 다섯.

반대로 돌립니다.

하나, 둘, 셋, 넷, 다섯.

그만. 팔을 잠시 내리고 호흡을 고르며 휴식합니다.

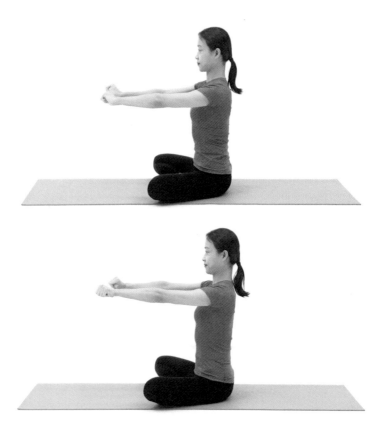

손목 돌리기

### ④ 팔꿈치 굽혔다 펴기

팔꿈치 굽혔다 펴기는 팔꿈치 관절(주관절)을 굴곡과 신전하는 동작이다. 상지의 동작 순서는 손가락 관절에서 손목 관절, 팔꿈치 관절 순으로 진행한다.

팔꿈치 굽혔다 펴기 하겠습니다.

양팔을 앞으로 나란히 한 상태로 올립니다.

손바닥이 위를 향하게 합니다.

숨을 내쉬며 팔을 굽히고 들이쉬며 폅니다.

내쉬며 굽히고, 들이쉬며 폅니다.

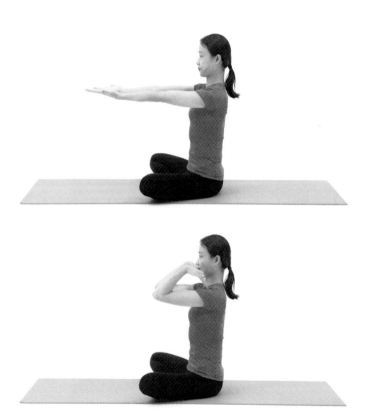

팔꿈치 굽혔다 펴기

회원들이 동작을 명확하게 알게 된 후 그 동작을 단순 반복할 때는 '들이쉬고 내쉬고'의 호흡만으로 안내할 수도 있다.

⑤ 팔을 옆으로 벌렸다 모으기

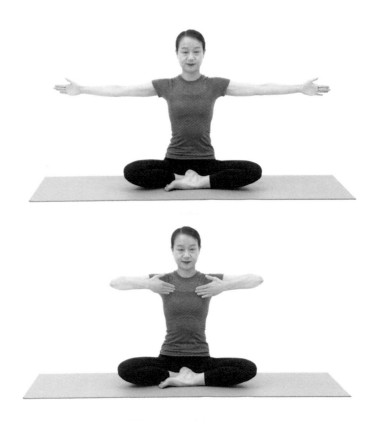

팔을 옆으로 벌렸다 모으기

'팔을 옆으로 벌렸다 모으기'의 움직이는 관절은 팔꿈치 관절로 앞의 동작과 동일하다. 다른 점은 어깨관절의 위치가 바뀐 상태에서 실시하는 것이다. 어깨관절을 수평외전한 상태에서 팔꿈치를 굴곡, 신전하는 동작이다.

팔을 옆으로 벌렸다 모으기 하겠습니다.

양팔을 옆으로 벌리고, 손바닥은 정면을 향하게 합니다.

숨을 내쉬며 팔을 굽히고, 들이쉬며 폅니다.

내쉬며 굽히고, 들이쉬며 폅니다.

## ⑥ 어깨 돌리기

어깨 돌리기는 상지 풀기에서 어깨 관절을 주 움직임으로 하는 동작이다. 어깨 관절에는 다양한 움직임이 있지만, 이 동작에서는 복합적인 움직임으로 돌리기를 한다. 어깨 관절은 손목이나 발목 관절과 달리 해부학적 회전이 가능하다. 지금 하는 동작은 해부학적 회전이라기보다는 굴곡과 신전, 내전과 외전을 복합적으로 사용하는 동작이다.

어깨 돌리기 하겠습니다.

양손을 어깨 위에 올립니다.

호흡에 맞춰 천천히 팔꿈치를 아래에서 위로 돌립니다.

하나, 둘, 셋.

반대로 돌립니다.

하나, 둘, 셋. 그만.

팔을 내리고 호흡을 고릅니다.

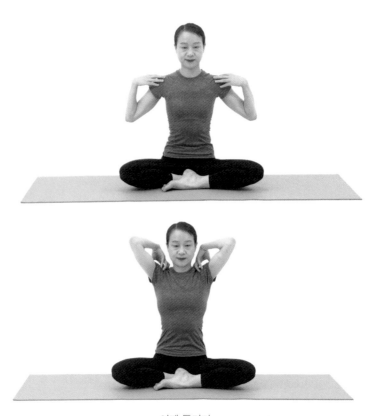

어깨 돌리기

## (4) 목 풀기

파완묵타아사나 시리즈(Pavanamuktāsana Series)의 목 풀기를
경추의 다양한 움직임을 따라 순서대로 풀어준다.

### ① 목 굽혔다 펴기

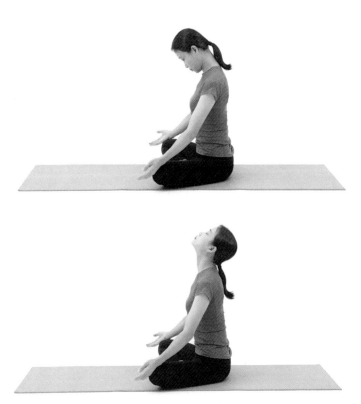

목 굽혔다 펴기

목 굽혔다 펴기는 경추를 굴곡하고 신전하는 동작이다. 목은 매우 섬세한 관절이므로 동작을 할 때, 한 번에 최대 스트레칭을 하기보다는 부드럽게 몇 번 반복하면서 가동 범위를 크게 하는 것이 좋다.

목 풀기, 목 굽혔다 펴기 하겠습니다.
숨을 내쉬며 목을 앞으로 숙이고, 들이쉬며 뒤로 젖힙니다.
내쉬며 앞으로 숙이고, 들이쉬며 뒤로 젖힙니다.
제자리로 돌아옵니다.

### ② 목 좌우 측굴

목 좌우 측굴은 경추를 좌우 측면으로 기울이는 동작이다. 동작을 할 때 경추를 굴곡이나 회전의 움직임이 거의 없이 측면으로 기울인다. 이때 많이 기울이려고 하다 보면 같은 방향으로 회전이 발생할 수 있다. 이를 방지하며 측굴 위주의 동작을 한다.

목 좌우 측굴 하겠습니다.
숨을 내쉬며 머리를 왼쪽으로 기울입니다.
들이쉬며 천천히 제자리
내쉬며 오른쪽으로 기울입니다.

들이쉬며 제자리

내쉬며 왼쪽, 들이쉬며 제자리

내쉬며 오른쪽, 들이쉬며 제자리

그만, 호흡을 고릅니다.

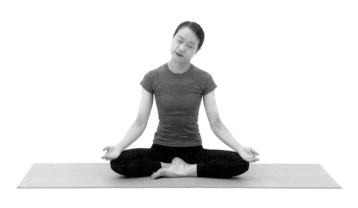

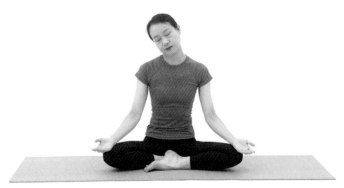

목 좌우 측굴

### ③ 목 좌우 회전

목 좌우 회전은 경추의 좌우 회전 동작이다. 경추의 축이 바로 세워진 상태를 유지하며 회전한다. 회원들이 동작을 할 때 경추를 약간 옆으로 기울여 회전하는 경우가 있다. 기본 동작은 수평

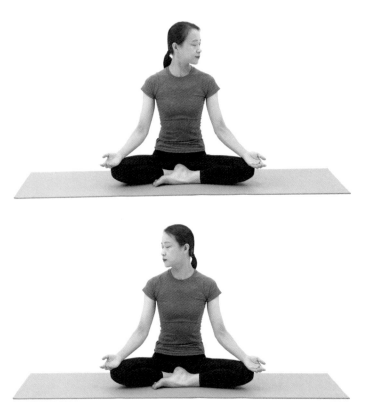

목 좌우 회전

회전처럼 움직이고, 필요에 따라 복합적인 회전 동작을 실시한다.


목 좌우 회전 하겠습니다.

숨을 내쉬며 머리를 왼쪽으로 돌립니다.

들이쉬며 제자리

내쉬며 오른쪽으로 돌립니다.

들이쉬며 제자리

내쉬며 왼쪽, 들이쉬며 제자리

내쉬며 오른쪽, 들이쉬며 제자리

그만, 호흡을 고릅니다.


### ④ 머리 돌리기

머리 돌리기도 어깨 돌리기와 마찬가지로 해부학적 회전이 아니라 경추의 굴곡, 신전, 좌우 회전, 측면 굴곡을 복합적으로 실시하는 동작이다.


머리 돌리기 하겠습니다.

호흡과 함께 천천히 머리를 돌립니다.

앞으로 숙였다가 왼쪽에서 오른쪽으로 천천히 돌립니다.

하나, 둘, 셋.

반대로 돌립니다.

하나, 둘, 셋.

그만, 호흡을 고르며 잠시 휴식합니다.

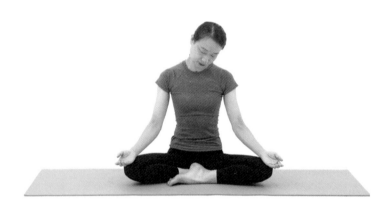

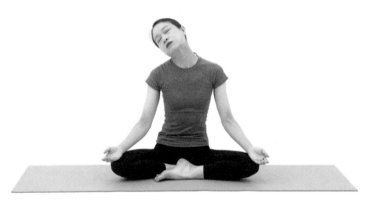

머리 돌리기

## (5) 척추 풀기

척추의 굴곡과 신전, 좌우 회전, 좌우 측굴을 순서대로 풀어준다.

### ① 앉은 고양이 자세

앉은 고양이 자세는 척추의 굴곡과 신전을 반복하는 동작이다. 앞의 몸풀기 동작은 주로 단관절 움직임이었기 때문에 동작 안내가 간단했다. 이 동작은 다관절 운동이기 때문에 각 관절과 근육의 움직이는 순서가 중요하다.

이때 어떤 순서로 움직이도록 안내하는 것이 좋을까?
이에 대한 원칙으로 인체와 에너지의 중심인 깐다에서 동작이 펼쳐지고 회수하는 흐름으로 움직임의 순서를 정한다. 이는 근육적으로는 코어 근육을 먼저 사용한다. 고양이 자세에서 뒤로 척추 후굴을 할 때 깐다의 힘이 상승하며 후굴하고, 굴곡할 때 깐다로 힘이 수렴되며 전굴한다. 이 순서에 맞춰 안내한다.

척추 풀기, 앉은 고양이 자세 하겠습니다.
양손을 무릎 위 안쪽에 올립니다.

숨을 들이쉬며 팔꿈치를 뒤로 하고 가슴을 앞으로, 고개를 뒤로 젖힙니다.

내쉬며 팔을 앞으로 뻗고 턱을 당기며 복부를 수축합니다.

수축하는 힘이 깐다로 모이게 합니다.

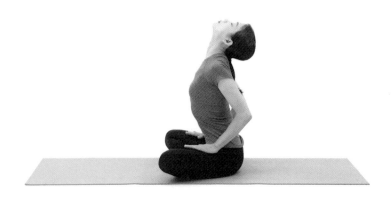

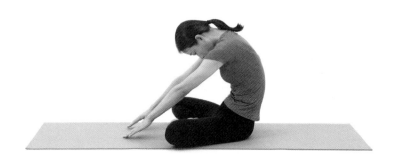

앉은 고양이 자세

들이쉬며 팔꿈치를 뒤로 하고 가슴을 앞으로, 고개를 젖힙니다.

내쉬며 팔을 대각선 앞으로 뻗고 턱을 당기고 복부를 수축합니다.

들이쉬며 제자리에 돌아옵니다.

위의 과정을 세부적으로 보면, 깐다의 힘이 상승하며 가슴을 앞으로 내밀고 팔꿈치를 뒤로 보내는 것은 실제로 팔꿈치가 포인트가 아니라 가슴이 앞으로 나가는 힘에 이어서 어깨를 뒤로 보내 후굴의 흐름을 강화하는 데 주안점이 있다. 이를 통해 깐다에서 올라오는 힘이 가슴에서 어깨로 전달되고, 머리를 뒤로 젖혀 위로 전달되도록 한다. 에너지의 흐름을 깐다에서부터 타려면 신체 부위도 같은 흐름으로 사용해야 한다. 복부와 요부의 코어 근육에서 출발하여 흉근과 등 근육을 움직이고, 이후 목 근육을 움직이도록 한다.

이때 중요한 것은 가슴과 목의 근육을 사용하더라도 코어 근육의 안정성을 확보해야 하듯이, 에너지의 흐름을 따라 동작을 할 때도 깐다의 중심 안정성이 계속 유지되도록 한다. 이렇게 할 때 에너지가 상기(上氣)되지 않는다.

② 척추 회전

척추 회전은 척추를 좌우로 회전하는 동작이다. 척추가 회전할

때 하나하나가 분절되어 움직이도록 한다. 이를 통해 척추 전체를
골고루 균형 있게 풀어준다.

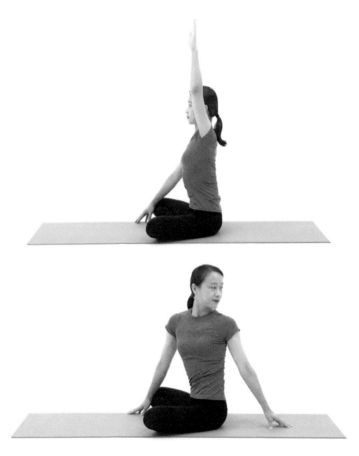

척추 회전

척추 회전 하겠습니다.

척추는 곧게 펴고 양손을 무릎 앞쪽 바닥에 손가락으로 짚습니다.

숨을 들이쉬며 오른팔을 위로 올리고, 내쉬며 오른손을 뒤의 바닥에 놓으면서 척추를 회전합니다.

들이쉬며 손을 옆으로 회전하며 제자리에 옵니다.

반대쪽 하겠습니다.

들이쉬며 왼팔을 위로 올리고, 내쉬며 뒤의 바닥에 놓고 시선은 뒤를 봅니다.

들이쉬며 제자리에 돌아옵니다.

호흡을 고릅니다.


회전 동작을 할 때 척추가 수평으로 축성회전이 일어나도록 한다. 회전 동작에는 수평으로 중심축을 따라 회전하는 동작과 나선형으로 회전하는 동작이 있다. 나선형 회전 동작은 마치 회오리처럼 회전하는 힘이 상승하는 동작을 말한다. 척추 회전 동작은 수평의 축성 회전에 가까운 동작이지만, 이 동작도 깐다의 힘이 상승하도록 수행한다. 그래서 아래쪽 척추부터 한 마디씩 분절 회전하면서 위쪽 척추가 자연스럽게 회전되도록 한다. 즉, 요추가 먼저 움직이고 흉추가 이어서 움직이며, 그에 따라 견갑골과 어깨가 움직이고 이 힘이 팔로 전달되게 한다. 이렇게 하면 깐다의 힘이 상승하면서 코어 근육을 먼저 사용하고, 다른 근육으로 힘이 전달된다. 돌아올 때도 같은 흐름으로 동작을 수행한다.

### ③ 척추 측면 기울기

척추 측면 기울기는 척추의 좌우 측굴 자세이다. 측면으로 기울일 때 머리가 아래로 과하게 쏠리지 않도록 한다. 라운드 숄더(Round shoulder)가 있는 경우 팔과 어깨가 앞으로 쏠릴 수 있다. 원칙적으로 팔과 어깨는 가능한 측면으로 기울여야 하지만, 어깨와 흉부가 말려 있는 상태라면 그 상태를 인정하고 무리하게 펴지 않도록 안내한다. 어깨를 펴려는 과정에서 어깨와 가슴이 펴지지 않고, 보상 작용으로 허리가 과도하게 전만되거나 견관절에 무리가 갈 수 있기 때문이다.

척추 측면 기울기 하겠습니다.
양손을 골반 옆의 바닥에 손가락으로 짚습니다.
숨을 들이쉬며 오른팔을 수직으로 올리고, 내쉬며 왼쪽으로 기울입니다.
아래 팔을 굽히며 자신이 내려갈 수 있을 만큼 실시합니다.
들이쉬며 몸을 세우고 내쉬며 팔을 내립니다.
반대쪽 하겠습니다.

들이쉬며 왼팔을 위로 올리고, 내쉬며 오른쪽으로 기울입니다.

동작을 잠시 멈추고 호흡을 편안히 실시합니다.

들이쉬며 일어나고, 내쉬며 팔을 내립니다.

호흡을 고릅니다.

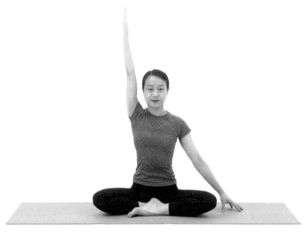

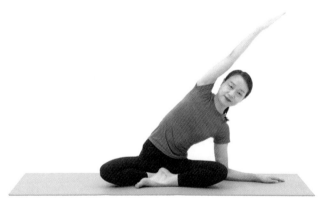

척추 측면 기울기

# 2.
# 본 수련

## (1) 앉은 자세 시리즈

앉은 자세의 아사나에는 다양한 동작이 있다. 이런 동작들을 방향별로 분류하여 수업을 구성할 수 있다. 구성 방법 중 하나로, 같은 방향의 아사나 중 서로 연계되는 동작을 연속으로 연결해 시퀀스를 진행할 수도 있다. 이런 시퀀스는 초심자에게 유용하며, 단계적으로 아사나의 유연성을 향상하고자 할 때도 도움이 된다.

### ① 자누 시르사아사나(Jānu Śīrṣāsana)

'자누'는 무릎, '시르사'는 머리를 뜻한다. 이 동작은 몸을 앞으로 숙여 머리를 무릎 가까이 붙이는 자세다. 한 다리는 펴고 다른 다리는 굽혀서 전굴하므로 두 다리를 펴서 전굴하는 파스치모타나아사나보다 다리 뒤쪽의 슬근과 둔근을 스트레칭하기가 좀 더 수월하다.

앉은 자세, 자누 시르사아사나, 한 다리 펴고 전굴 자세 하겠습니다.

두 다리를 펴고 허리를 반듯하게 세우고 앉습니다.

양손은 골반 옆에 두어 단다아사나를 취합니다.

왼 다리는 펴고 오른 다리를 굽혀 오른발이 골반 중앙에 오게 합니다.

숨을 들이쉬며 양손을 위로 올리고, 내쉬며 앞으로 숙입니다.

양손은 발을 잡습니다.

들이쉬며 천천히 몸을 세웁니다.

내쉬며 호흡을 고릅니다.

반대쪽 하겠습니다.

오른 다리를 펴고 왼 다리를 굽힙니다.

숨을 들이쉬며 양팔을 올리고, 내쉬며 앞으로 숙입니다.

손으로 발을 잡고 편안하게 세 번 정도 호흡을 합니다.

들이쉬며 일어나고, 내쉬며 휴식합니다.

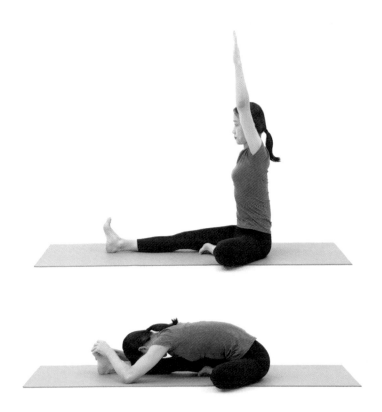

자누 시르사아사나

    아사나 안내에서 반대쪽을 할 때 동작의 유지 시간을 가지며 세 번 정도 호흡했다. 원칙은 양쪽을 동일한 시간으로 하고, 동작이 숙련되면 양쪽 모두 유지 시간을 가질 수 있다. 이때 호흡을 자연스럽게 하는 것을 먼저 익히도록 한다.

## ② 파스치모타나아사나(Paścimottānāsana)

'파스치마'는 서쪽을 뜻하는데 이는 인체의 후면인 등을 의미한다. '우타나'는 강하게 뻗는 것을 뜻하므로 파스치모타나아사나는 인체의 등을 강하게 뻗는 동작을 의미한다. 동작 시 인체의 후면에 있는 척추기립근, 둔근, 슬근, 비복근 등 후면 전체 근육이 늘

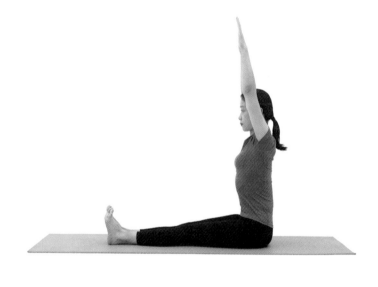

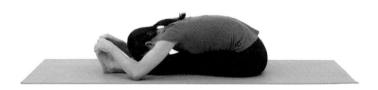

파스치모타나아사나

어난다. 앞서 자누 시르사아사나를 하고 난 뒤에 하면 좀 더 수월하게 스트레칭할 수 있다.

> 파스치모타나아사나, 등펴기 자세 하겠습니다.
> 양다리를 앞으로 뻗고 척추를 반듯하게 세웁니다.
> 숨을 들이쉬며 양팔을 위로 올리고, 내쉬며 앞으로 숙입니다.
> 양손은 발가락을 잡습니다.
> 팔꿈치는 편안하게 아래로 내립니다.
> 호흡을 고릅니다.
> 숨을 들이쉬며 일어나고 내쉬며 마무리합니다.

파스치모타나아사나에서 손은 엄지발가락을 잡거나 혹은 손바닥과 발바닥을 마주 붙인다. 또는 발 앞에서 한 손으로 다른 팔의 손목을 잡는 방법을 사용할 수도 있다. 기본적인 동작을 먼저 익히고 나서 강화 동작이나 응용 동작을 한다. 유연성이 부족한 초심자는 무리하게 숙이기보다 발목 부근을 잡는 것부터 실행한다.

### ③ 받다코나아사나(Baddha Koṇāsana)

'받다'는 잡다, '코나'는 각도로 받다코나아사나는 손으로 발을 잡고 다리를 일정한 각도로 만드는 자세다. 구두수선공 자세, 나비 자세라고 불리기도 한다. 앞의 파스치모타나아사나는 두 다리를 모아 고관절이 수평내전된 상태에서 몸을 앞으로 숙이는 동작인 반면, 받다코나아사나는 고관절을 수평외전과 외회전한 상태에서 앞으로 숙이는 동작이다. 이러한 아사나를 통해 같은 전굴동작이지만, 다양한 하지 각도에서 동작을 수행할 수 있다.

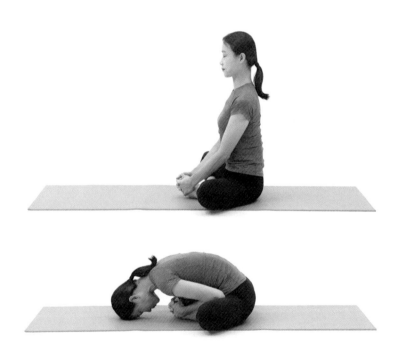

받다코나아사나(팔꿈치 허리 옆으로)

받다코나아사나, 나비 자세 하겠습니다.

두 다리를 굽혀 양발을 골반 앞에 둡니다.

양손으로 양발을 깍지 끼어 잡습니다.

숨을 들이쉬며 허리를 부드럽게 펴고, 내쉬며 앞으로 숙입니다.

양 팔꿈치는 허리 옆에 붙입니다.

턱을 가볍게 당기고, 복부를 수축하며 코어 근육을 사용합니다.

숨을 들이쉬며 천천히 일어나고, 내쉬며 마무리합니다.


두 번째 안내에서 지도사가 깐다에 대한 지도가 익숙하지 않다면 하지 않아도 된다. 이런 방법으로 의식을 집중할 수 있다는 것을 알아두고 나중에 숙련되었을 때 안내해도 된다. 팔꿈치를 두는 방법은 두 가지가 있는데, 첫 번째는 허리 옆에 두고 두 번째는 팔꿈치를 몸의 앞쪽 바닥 양옆에 두도록 한다. 이때는 등의 상부가 전굴되면서 동시에 옆으로 늘어나는 효과가 있다.

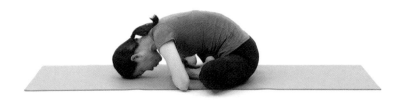

받다코나아사나(팔꿈치 바닥으로)

④ 파리브르타 자누 시르사아사나(Parivṛtta Jānu Śīrṣāsana)

'파리브르타'는 회전, '자누'는 무릎, '시르사'는 머리를 의미한다. 이 자세는 앞의 자누 시르사아사나에 회전을 추가한 것이다. 원래 측면 기울기 자세라기보다는 앞으로 숙이는 과정에서 회전을 하여 완성 자세가 측면 자세로 변하는 동작이다.

그래서 아사나 안내는 두 가지 방식으로 할 수 있다. 초심자는 측굴 자세처럼 하고, 숙련되면 회전하는 전굴 자세로 한다.


- 측굴 자세

왼 다리를 옆으로 뻗습니다. 오른 다리는 발을 몸쪽으로 당깁니다.

왼손으로 발을 잡거나 발목을 잡습니다.

숨을 들이쉬며 오른팔을 위로 올리고, 내쉬며 왼쪽으로 기울입니다.

들이쉬며 일어나고, 내쉬며 팔을 내립니다.

반대쪽 하겠습니다.

다리를 바꿉니다.

오른손으로 발을 잡거나 발목을 잡습니다.

들이쉬며 왼팔을 위로 올리고, 내쉬며 오른쪽으로 기울입니다.

들이쉬며 일어나고, 내쉬며 팔을 내립니다.

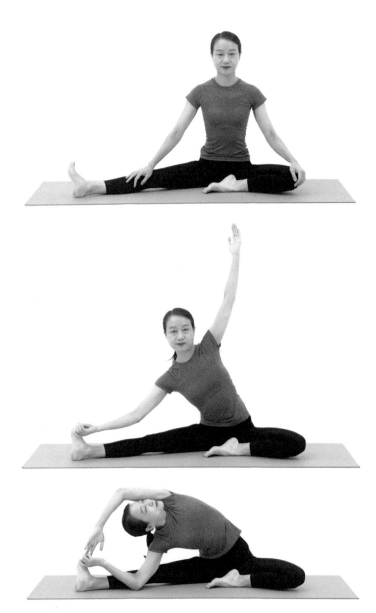

파리브르타 자누 시르사아사나(측굴 자세)

- 회전하는 전굴 자세

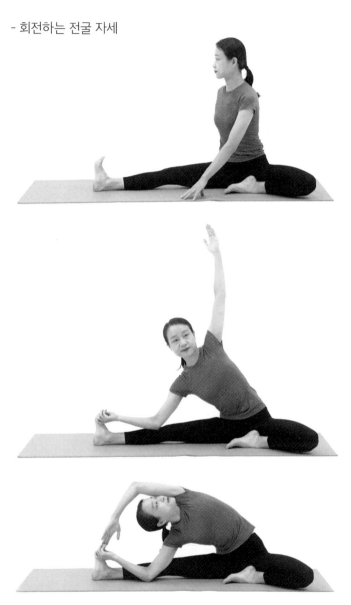

파리브르타 자누 시르사아사나(회전하는 전굴 자세)

파리브르타 자누 시르사아사나, 회전하는 전굴 자세 하겠습니다.

두 다리를 앞으로 뻗습니다.

왼 다리를 굽혀 무릎을 뒤로 보냅니다.

몸을 돌려 오른손으로 오른발을 잡거나 발목을 잡습니다.

숨을 들이쉬며 왼팔을 위로 올리고, 내쉬며 오른쪽으로 기울입니다.

들이쉬며 일어나고, 내쉬며 팔을 내립니다.

반대쪽 하겠습니다.

왼 다리는 펴고, 오른 다리를 굽혀 뒤로 보냅니다.

몸을 돌려 왼손으로 왼발을 잡거나 발목을 잡습니다.

들이쉬며 오른팔을 위로 올리고, 내쉬며 왼쪽으로 기울입니다.

들이쉬며 일어나고, 내쉬며 팔을 내립니다.

호흡을 고릅니다.

양다리를 제자리로 돌아옵니다.


회전하는 전굴자세를 할 때는 회전의 힘이 위로 계속 이어지도록 한다. 아래 깐다와 코어 근육에서 올라오며 회전하는 힘이 팔꿈치가 뒤로 향하는 힘으로 연결되도록 한다.

### ⑤ 우파비스타 코나아사나(Upaviṣṭha Koṇāsana)

'우파비스타'는 앉다, '코나'는 각도를 의미한다. 이 자세는 앉아서 다리를 벌린 각도로 만드는 자세다. 원래 동작은 양손으로 발을 잡고 몸을 숙였다가 일어나는 자세이므로, 다리를 벌리는 각도는 이에 맞게 적절히 벌려야 한다. 지나치게 많이 벌리면 몸을 전굴할 때, 다리가 상체를 지탱할 수 없어져서 내려갔다가 스스로 올라오기 어렵기 때문이다. 유연성 위주의 응용 자세로 할 때는 다리를 넓게 벌리고 손을 몸 앞의 바닥에 짚고 동작을 한다.

다음은 우파비스타 코나아사나 하겠습니다.

양발을 좌우로 넓게 벌리고 양손으로 발을 잡거나 혹은 다리에 손을 올립니다.

다리는 몸이 내려갔다가 스스로 올라올 수 있는 정도로 벌립니다.

숨을 들이쉬고 내쉬며 아래로 숙입니다.

들이쉬며 일어나고, 내쉬며 마무리합니다.

다시 한번 하겠습니다.

숨을 들이쉰 다음 내쉬며 천천히 내려갑니다.

들이쉬며 일어나고, 내쉬며 마무리합니다.

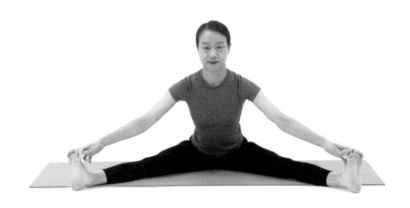

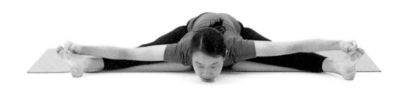

우파비스타 코나아사나

- 우파비스타 코나아사나 응용 자세

양발을 넓게 벌리고 양손가락을 세워 몸 앞의 바닥에 짚습니다.

숨을 들이쉬며 몸을 곧게 세웁니다.

내쉬며 몸을 아래로 숙입니다. 팔꿈치를 굽히며 내려갑니다.

들이쉬며 천천히 일어납니다.

내쉬며 다시 한 번 내려갑니다. 이번에는 조금 더 깊이 내려갑니다.

팔꿈치를 굽힌 다음 손을 앞으로 뻗습니다.

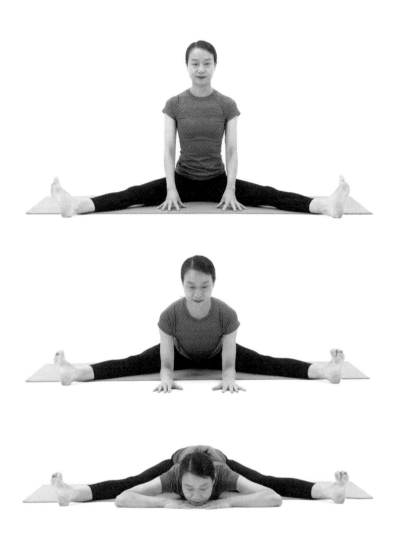

우파비스타 코나아사나 응용 자세

손을 몸쪽으로 당기고, 들이쉬며 일어납니다.

내쉬며 마무리합니다.


우파비스타 코나아사나에서 아래로 내려가는 움직임을 위주로 하면 고관절이 회전하면서 다리가 벌어지는 수평 외전이 일부 일어난다. 이와 달리, 몸이 앞으로 나아가면서 내려가면 다리가 벌어지는 움직임이 더 일어나며 다리 내측의 통증이 증가한다. 그래서 초심자는 아래로 내려가는 움직임을 먼저 하고 팔을 앞으로 뻗는 순서로 수행하는 것이 수월하다. 두 번째 우파비스타 코나아사나 응용 자세는 손을 바닥에 짚고 이와 같은 방식으로 수행한다.


### ⑥ 프로그램 중간에 다리 풀기

여러 아사나를 하고 나면 근육의 신장반사와 동작의 반복으로 인한 근긴장이 생길 수 있다. 이를 해소하는 방법 중 하나로 하지를 좌우로 흔들거나 털어주는 동작을 한다.


다리 풀기 하겠습니다.

양손을 뒤에 짚고 양다리를 모으고 다리를 좌우로 흔들어주며 긴장을 풀어줍니다.

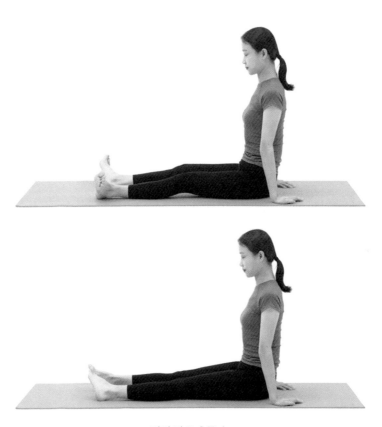

다리 좌우 흔들기

무릎을 위아래로 움직이며 가볍게 털어줍니다. 그만

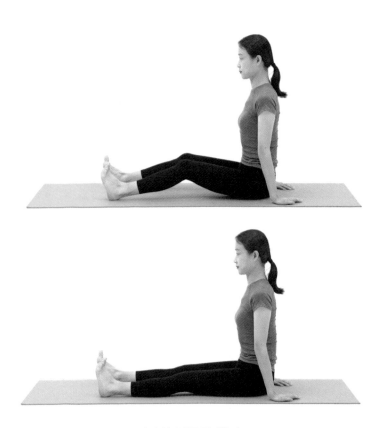

다리 위아래로 털어주기

### ⑦ 마리챠아사나 응용 자세(Marīchyāsana)

마리챠는 신의 이름이다. 원래 마리챠아사나는 전굴과 회전이 복합된 자세다. 이를 응용하여 회전에 중점을 두는 자세를 한다.

마리챠아사나 응용 자세 하겠습니다.

오른 다리를 뻗고 왼 다리를 굽혀 발을 몸쪽으로 당깁니다.

오른팔로 왼 다리를 감싸고 무릎을 가슴으로 당깁니다.

내쉬며 왼팔을 뒤로 보내며 몸을 회전하고 고개는 뒤로 돌립니다.

자세를 잠시 유지하며 호흡합니다.

들이쉬며 정면으로 돌아옵니다.

반대쪽 하겠습니다.

왼 다리를 뻗고 오른 다리를 굽혀 발을 몸쪽으로 당깁니다.

왼팔로 오른 다리를 감싸고 무릎을 가슴으로 당깁니다.

내쉬며 오른팔을 뒤로 보내며 몸을 회전하고 고개는 뒤로 돌립니다.

자세를 잠시 유지하며 호흡합니다.

들이쉬며 정면으로 돌아옵니다.

몸을 회전할 때 허리는 가능한 펴고, 개별 척추가 분절되어 골고루 움직이도록 한다. 일부 척추가 잘 움직이지 않으면 근처의 다른 척추가 보상작용으로 많이 움직이게 되거나 힘의 부하가 많이 걸리므로 부담이 될 수 있다. 척추의 고른 분절 움직임을 통해 안정적으로 회전 동작을 수행한다.

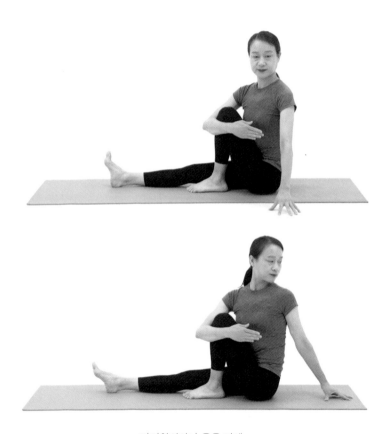

마리챠아사나 응용 자세

### ⑧ 푸르보타나아사나(Pūrvottānāsana)

'푸르바'는 '동쪽'이고 '우타나'는 '강하게 뻗은'이다. 여기서 동쪽
은 신체의 전면을 의미한다. 이 동작은 인체의 전면을 강하게 뻗
는 동작으로 파스치모타나아사나와 음양으로 한 쌍을 이루는 동
작이다. 즉 '파스치마'는 인체 뒷면, '푸르바'는 인체 앞면을 의미한
다. 동작의 시퀀스를 짤 때 수리야 나마스카라에서 전굴과 후굴
을 반복하듯이 파스치모타나아사나와 푸르보타나아사나를 반복
할 수 있다. 푸르보타나아사나는 후굴 동작에 속한다.

> 푸르보타나아사나 하겠습니다.
> 양다리를 앞으로 뻗고 모읍니다.
> 양손을 어깨 뒤의 바닥에 놓고 손끝은 발을 향하게 합니다.
> 숨을 들이쉬며 몸을 위로 올리고 발바닥이 바닥에 닿으려고 노력
> 합니다.
> 고개는 뒤로 부드럽게 넘깁니다.
> 내쉬며 천천히 몸을 내립니다.
> 휴식합니다.

몸을 올릴 때 주동근을 대둔근으로 하고 슬근과 척추 근육
을 협력근으로 사용한다. 슬근이 주동근이 되어 동작을 반복하

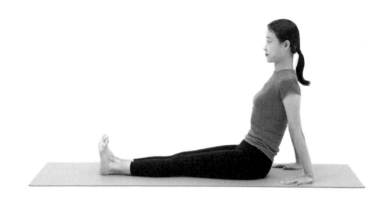

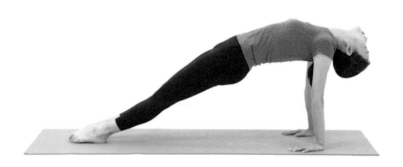

푸르보타나아사나

면 무리하게 사용하여 과도한 긴장이 발생할 수 있다. 또한 허리
의 힘을 위주로 동작을 할 경우에도 요근의 긴장이 생길 수 있다.
각 근육을 골고루 쓰면서 주동근과 협력근의 역할 분담이 잘 되
도록 실행한다. 아사나의 각 움직임 구간에서 어느 관절과 근육

의 움직임이 주가 되는지 잘 파악하여 안전하게 아사나를 수행하도록 한다.

---

❄TIP

### 앉은 자세 시퀀스 구성

앉은 자세에서 전굴 위주의 동작을 먼저 구성하고, 측굴 동작과 회전 동작, 후굴 동작을 병행한다. 전굴 동작은 다리의 간격과 고관절의 회전에 변화를 주는 다양한 아사나로 구성한다. 만약 전굴 동작을 연속으로 하는 것이 부담스럽다면, 전굴, 측굴, 후굴 동작을 교차하여 시퀀스를 구성한다. 같은 방향의 동작을 반복하여 근긴장과 근피로가 쌓일 경우, 다른 방향의 동작을 함께 수행하면 이를 완화시킬 수 있다.

### (2) 기어가는 자세 시리즈

기어가는 자세의 특징은 척추를 수평으로 놓고 동작을 하는 것이다. 상지의 손바닥과 하지의 무릎으로 체중을 지지하기에 팔과 다리의 위치에 따라 다양한 자세를 할 수 있다. 팔과 다리로 체중을 지지하며 균형성을 높이는 동작을 할 수 있고 중력을 이용하여 유연성을 향상하는 동작도 할 수 있다.

### ① 비달라아사나(Bidalāsana)

'비달라'는 고양이를 의미한다. 기어가는 자세의 기본 동작으로, 척추의 굴곡과 신전, 전굴과 후굴을 반복하는 자세다. 골반도 전방경사와 후방경사를 함께 반복한다. 이때 신체의 어느 부위부터 힘을 사용하는지가 중요하다. 처음 힘을 사용하는 근육과 후속으로 사용하는 근육의 순서가 중요에 따라 아사나의 효과가 달라진다. 이를 인지하며 안내한다.

기어가는 자세, 비달라아사나 하겠습니다.
양손과 무릎으로 바닥을 짚고 기어가는 자세를 취합니다.
손은 어깨너비로 놓고 무릎은 골반 너비로 벌립니다.
숨을 들이쉬며 허리를 낮추고 가슴과 목을 뒤로 젖힙니다.
내쉬며 복부와 가슴을 말고 턱을 당깁니다.
턱을 당기는 힘이 깐다로 향하게 합니다.
숨을 들이쉬며 몸을 뒤로 젖힙니다.
내쉬며 몸을 말아줍니다.
들이쉬며 제자리로 돌아옵니다.

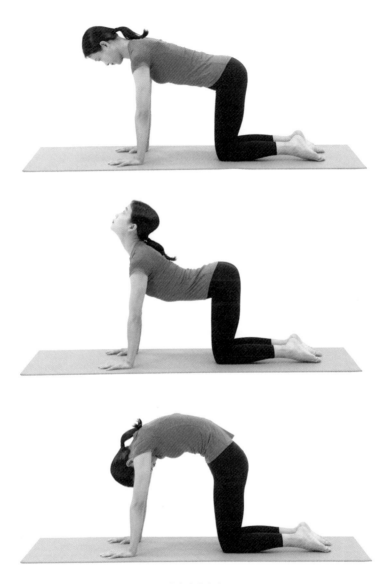

비달라아사나

요가의 효과를 설명할 때와 마찬가지로 동작의 포인트를 한 번에 다 설명하기 어려울 때가 있다. 설명하더라도 회원들이 한 번에 그 내용을 다 인지하기 어렵다. 이렇게 지도할 경우 회원들은 안내 사항을 따라하려고 계속 생각을 하며 아사나를 하게 되어 수업이 어렵다고 느낄 수 있다. 그래서 한두 개의 포인트만 간결하게 설명하고, 숙련되면 다음 수업에서 다른 주요 포인트를 설명하는 것이 좋다.

비달라아사나에서 허리를 낮추는 후굴을 할 때, 복부의 힘을 사용하지 않고 강하게 하면 척추와 주변 근육에 부담을 줄 수 있다. 이를 방지하기 위해서는 아래와 같이 복부의 코어 근육을 적절히 수축하는 동작을 안내한다.

- 코어 강화 자세

숨을 들이쉬며 허리를 낮춥니다.

이때 복부를 수축하여 허리의 지나친 긴장이 일어나지 않도록 합니다.

내쉬며 복부와 가슴을 말아 올리고 턱을 당깁니다.

들이쉬며 제자리로 돌아옵니다.

위와 같이 안내하면 들이쉴 때와 내쉴 때 둘 다 복부의 수축 운

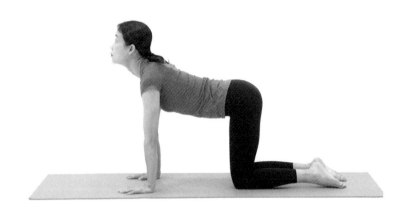

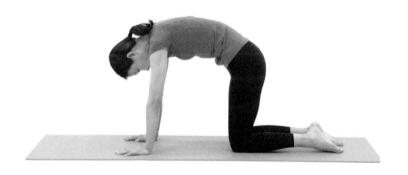

비달라아사나(코어 강화)

동이 유지된다. 복부의 수축을 지속하는 방법에는 두 가지가 있다.

첫 번째는 들숨에서 횡격막이 수축될 때, 복부 근육의 길이가 길어지면서 힘을 쓰는 원심성 수축을 하고 날숨 때는 복부 근육의 길이가 짧아지면서 힘을 쓰는 구심성 수축을 하도록 한다. 이를 통해 복부는 지속적인 힘을 사용하면서 들숨과 날숨을 쉬게 된다. 다른 움직임으로 비유하면 마치 양손을 마주 붙여서 서로 강하게 밀어주며 한쪽으로 서서히 움직이는 것과 비슷하다. 만약 오른쪽으로 밀리는 것이 복부가 안으로 들어가는 날숨이고 왼쪽으로 밀리는 것이 복부가 불러지는 들숨이라면 손바닥이 서로 팽팽한 힘을 유지한 채로 조금씩 좌우로 움직이는 것은 복부가 팽팽한 상태에서 조금씩 불러졌다가 들어가는 움직임과 유사하게 된다.

두 번째 방법은 웃자이 호흡을 하는 것이다. 복부는 수축 상태를 유지하며 들숨 시 하부 늑간을 확장하는 횡격막 호흡을 하고 날숨 시 하부 늑간과 복부를 동시에 수축하도록 한다. 들숨에서 하부 늑간을 확장할 때 복부는 조금 늘어나는 정도의 여유를 둔다. 날숨에서 복부가 수축할 때는 깐다에 중심을 유지하도록 한다.

이러한 호흡 기법은 회원들이 짧은 기간 내 익히기 어려우므로 편안한 호흡을 먼저 익히고 복부의 움직임이 좋아진 후 흉곽을 사용하기 시작할 때 순차적으로 지도하는 것이 좋다. 무리한 호흡 지도는 생리적, 에너지적 부작용을 발생시킬 수 있으므로 회원들의 발전 정도를 보면서 안정적으로 지도하도록 한다.

## ② 비달라아사나(Bidalāsana) 응용 자세

비달라아사나 응용 자세는 고양이가 기지개를 켜는 동작 형태이다. 기어가는 자세에서 팔을 좀 더 앞으로 뻗고 가슴을 아래로 낮추는 동작이다. 여기에는 두 가지 방법이 있다. 첫 번째는 이마를 바닥에 대고 팔을 뻗으면서 몸을 뒤로 이동하여 대각선으로 펴는 자세다. 두 번째는 가슴을 아래로 내리며 후굴하는 자세다.

전자는 힘의 방향이 골반과 깐다 쪽인 뒤로 향하는 자세이고, 후자는 아래로 향하는 자세이다. 두 자세를 연결하여 단계별로 수행할 수 있다.


- 이마 바닥에 대고 골반 뒤로 이동하기

비달라아사나 응용 자세 하겠습니다.

양손을 손바닥의 1~2배 정도 앞의 바닥에 놓습니다.

숨을 내쉬며 이마를 바닥에 내리고 골반을 뒤로 빼면서 몸을 낮춥니다.

팔과 몸이 직선에 가깝게 되도록 하며, 힘의 중심이 골반과 깐다로 오게 합니다.

들이쉬며 천천히 일어나고, 내쉬며 마무리합니다.

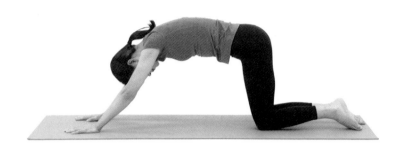

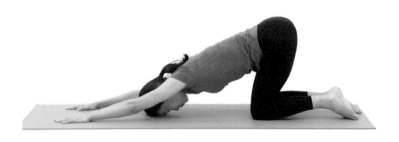

비달라아사나 응용 자세(이마 바닥에 대고 골반 뒤로 이동하기)

- 가슴 바닥으로 내리기 -

비달라아사나 응용 자세 하겠습니다.

양손을 손바닥의 2~3배 정도 앞의 바닥에 놓습니다.

숨을 내쉬며 턱을 바닥에 내리고 동작이 잘 되면 가슴을 바닥 가

까이 오게 합니다.

잠시 유지하며 호흡을 고릅니다.

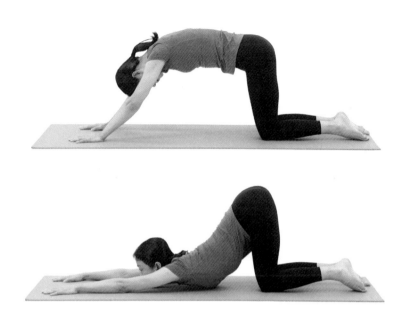

비달라아사나 응용 자세(가슴 바닥으로 내리기)

들이쉬며 몸을 위로 올리고 천천히 제자리로 돌아옵니다.

올라오기 힘들 경우에는 다리를 뒤로 밀어내어 바닥에 엎드려 마

무리합니다.

### ③ 부장가아사나(Bhujangāsana) 응용 자세

부장가아사나는 뱀 자세다. 부장가아사나 본 동작은 바닥에 엎드린 상태에서 양손을 바닥에 짚고 골반과 척추 근육의 힘으로 몸을 일으키는 동작이다. 초심자가 이 동작을 하는 과정에서 허

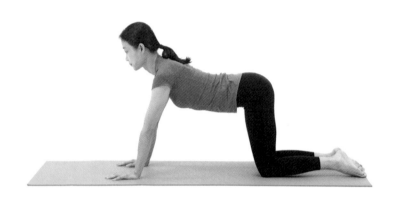

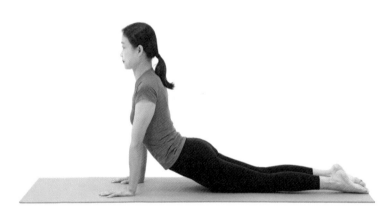

부장가아사나 응용 자세

리에 과도한 힘을 주거나 팔을 펼 때 허리를 과신전하면 요통이 발생할 수 있다. 이미 허리의 긴장으로 요통이 있는 사람은 기본적인 부장가아사나에서도 통증이 생기는 경우가 있을 수 있다. 이런 경우 요가지도사는 단계를 나누어 세심하고 안전하게 지도하여 통증을 예방할 수 있다.[14] 다른 방법은 본 부장가아사나를 하기 전에 척추가 후굴에 적응할 수 있도록 기어가는 자세에서 골반을 내려서 부장가아사나의 형태를 만드는 것을 먼저 연습하는 것이다. 몸통을 말아올리는 힘을 쓰지 않고 후굴 자세에 익숙해지게 한 다음, 척추 근육을 사용하면 보다 수월하게 동작을 하며 부상의 위험을 줄일 수 있다. 이 동작은 부장가아사나 응용 자세로 다운(Down) 부장가아사나라고도 한다

부장가아사나 응용 자세 하겠습니다.

기어가는 자세를 취합니다.

양손을 손바닥의 한 배 정도 앞의 바닥에 놓습니다.

숨을 내쉬며 골반을 아래로 내립니다.

무리해서 골반이 바닥에 닿지 않아도 됩니다.

들이쉬며 천천히 올라옵니다.

---

14  단계를 나누는 것은 엎드린 자세의 부장가아사나에서 설명한다

내쉬며 다시 골반을 내립니다.

서혜부가 먼저 열리고 가슴이 열리고 난 뒤, 허리는 자연스럽게 후

굴이 되게 합니다.

들이쉬며 올라옵니다.

내쉬며 마무리합니다.


두 동작을 서로 대비되는 음양 아사나로 연결할 경우 앞의 비

달라아사나 응용 자세와 부장가아사나 응용 자세를 한 번씩 교

대로 수행한다. 연속으로 3회 정도 반복한다. 이러한 아사나 기법

을 음양 반복행법이라고 한다.[15] 이렇게 하면 한쪽 근육에서 발생

할 수 있는 근 피로를 반대쪽 근육을 사용할 때 해소하는 효과가

있다.


### ④ 발라아사나(Bālāsana)

'발라'는 어린 아기를 뜻한다. 이 자세는 아사나 사이에 휴식과

이완의 자세로 주로 사용한다. 기어가는 자세나 무릎을 받친 자

세 혹은 역전 자세 후 사용한다.

---

**15** 이 책에서는 아사나를 5가지 행법으로 분류하여 수행한다. 5가지는 정지행법, 반복행
법(음양 반복행법, 점증적 반복행법), 구간행법, 촉진행법, 역전행법이다. 음양 아사나에
대해서는 마츠야아사나에서 추가로 설명한다.

발라아사나로 휴식하겠습니다.

무릎을 굽히고 앉습니다.

숨을 내쉬며 몸을 앞으로 숙여 이마가 바닥에 닿게 합니다.

양손은 골반 옆에 놓고 손바닥이 위를 향하게 합니다.

호흡을 고르며 잠시 자세를 유지합니다.

들이쉬며 일어나고 내쉬며 마무리합니다.

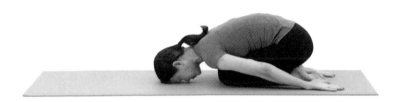

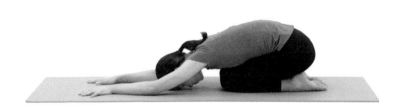

발라아사나

발라아사나 시 손의 위치를 골반 옆에 둘 수 있고, 팔을 앞으로 뻗어 손바닥을 바닥에 놓을 수도 있다.

### ⑤ 우스트라아사나(Uṣṭrāsana)

'우스트라'는 낙타를 의미한다. 이 자세는 무릎으로 바닥을 받친 상태에서 상체를 뒤로 넘기는 후굴 자세다. 후굴에는 몇 가지 타입이 있다. 우스트라아사나와 선 자세의 하스타 우타나아사나 같이 척추가 수직 상태에서 뒤로 넘어가며 후굴을 하는 동작이 있다. 이 경우 중력에 의해 내려가기 때문에 후굴하는 동안 척추 기립근을 적게 사용한다. 오히려 중력으로 인해 뒤로 넘어가려는 몸을 붙잡거나 넘어가는 속도를 조절하기 위해 인체 앞면의 복근과 흉근이 근육이 길어지며 힘을 쓰는 원심성 수축 운동을 한다.

반면, 다누라아사나 같은 동작은 엎드린 상태에서 중력에 반대 방향인 위로 올라오는 힘을 써야 하므로 척추 근육을 적극적으로 사용한다. 이러한 점이 우스트라아사나와의 차이점이다. 이와 같은 특징을 이해하고 시퀀스를 구성하는 것이 필요하다. 유연성의 비중이 큰 후굴 동작인지, 힘과 유연성을 동시에 기르는 후굴 동작인지 등을 파악하도록 한다.


우스트라아사나, 낙타 자세 하겠습니다.

무릎으로 몸을 지지하고 세웁니다.

다리는 골반 너비로 벌립니다.

양손은 골반 뒤에 받칩니다.

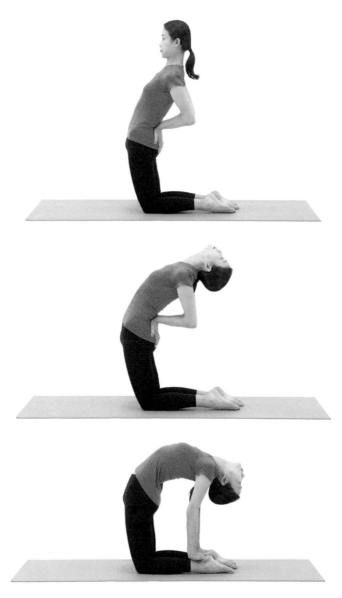

우스트라아사나

숨을 들이쉬며 골반을 앞으로 밀며 서혜부가 열리도록 하고

내쉬며 가슴과 머리를 뒤로 넘깁니다.

동작이 잘 되는 사람은 팔을 내려 손으로 발을 잡습니다.

숨을 들이쉬며 한 손씩 골반으로 올리며 일어납니다.

내쉬며 마무리합니다.

발라아사나로 잠시 휴식합니다.

천천히 일어납니다.


위와 같이 골반을 앞으로 밀어 고관절 앞쪽이 열리는 것을 먼저 연습한 다음, 몸을 후굴하면 보다 안정적으로 동작을 할 수 있다. 만약 골반의 전방경사가 있어 고관절 앞쪽이 짧아져 있으면 골반이 앞으로 기울어진 상태에서 후굴하여 허리 쪽의 후굴 각도가 지나치게 만곡될 수 있다. 이렇게 하면 요부 척추기립근이나 요방형근이 경직될 수 있다. 이를 방지하도록 유의하며 안내한다.


## ⑥ 파리가아사나(Parighāsana)

'파리가'는 빗장이다. 이 자세는 측굴 자세로 무릎을 바닥에 대고 진행한다. 안자니아사나처럼 선 자세에서 다리를 펴고 측굴 자세를 할 때는 골반이 옆으로 이동할 여유가 있는 반면, 무릎을 바

닥에 댄 파리가아사나와 같은 측굴 자세는 골반을 움직일 여유가 거의 없기 때문에 척추와 옆구리에 움직임의 힘이 집중되어 자극이 더 강해진다. 파리브르타 자누시르사아사나처럼 바닥에 앉아 측굴을 할 때는 고관절을 굴곡한 상태에서 진행되므로, 이와는 다른 방식으로 전개된다. 인체 측면으로 기울이는 각도가 더 커지게 된다.

파리가아사나, 빗장 자세 하겠습니다.

무릎을 받치고 몸을 세운 자세에서 왼발을 옆으로 뻗습니다.

왼발바닥이 바닥에 붙도록 합니다.

숨을 들이쉬며 오른팔을 수직으로 올리고 내쉬며 왼쪽으로 기울입니다.

왼손은 왼 다리 위에 두고 미끄러지듯이 내려갑니다.

들이쉬며 천천히 일어나고 내쉬며 팔을 내립니다.

반대쪽 하겠습니다.

다리를 바꿉니다.

숨을 들이쉬며 왼팔을 수직으로 올리고, 내쉬며 오른쪽으로 기울입니다.

들이쉬며 일어나고 내쉬며 팔을 내립니다.

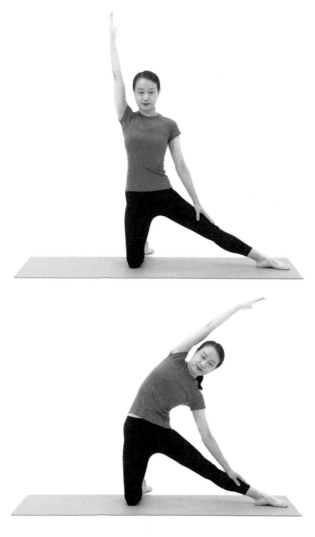

파리가아사나

요가 아사나 시 좌우 측 중 어느 쪽을 먼저 할 것인가?

세 가지 원리에 따라 실시할 수 있다.

첫 번째는 아사나 전체의 에너지 흐름을 고려하는 것이다. 예를 들어 활력있는 흐름으로 진행하고자 할 때는 양의 에너지인 오른쪽을 먼저 하고 왼쪽을 한다. 반대로 안정적이고 명상적인 흐름으로 진행하고자 할 때는 왼쪽을 먼저 하고 오른쪽을 수행한다.

두 번째는 남녀의 에너지를 고려하는 것이다. 남성은 양이므로 인체의 좌우 중 음(달의 에너지: 이다)에 해당하는 왼쪽을 먼저 하고 오른쪽을 한다. 여성은 음이므로 반대로 양(태양의 에너지: 핑갈라)에 해당하는 오른쪽을 먼저 하고 왼쪽을 하는 것이다.

세 번째는 체형의 균형을 고려하는 것이다. 좌우측 중 뒤에 하는 동작이 좀 더 몸에 영향을 미칠 가능성이 있으므로 교정이 필요한 쪽을 뒤에 한다.

### ⑦ 카티 차크라아사나 2(Kaṭi Chakrāsana 2)

'카티'는 허리, '차크라'는 바퀴 혹은 회전을 의미한다. 척추를 바로 세운 상태에서 회전하는 동작이다. 자세에 따라 세 가지 종류가 있으며, 선 자세, 무릎 대고 하는 자세, 엎드린 자세에서 할 수 있다. 카티 차크라아사나 2는 무릎으로 바닥을 지지한 상태에서 회전하는 동작이다. 이 동작은 앞서 설명한 파리가아사나와 마찬가지로 무릎을 받쳐 골반과 하체의 가동성이 선 자세보다 줄어들기 때문에 척추의 회전에 힘이 좀 더 집중된다.

카티 차크라아사나 2, 무릎 받친 허리 회전 자세 하겠습니다.

왼팔을 옆으로 올리고 오른팔을 왼쪽 어깨 앞에 오도록 합니다.

마치 활을 쏘는 듯한 자세를 취합니다.

숨을 내쉬며 척추를 왼쪽으로 회전하여 팔을 뒤로 보냅니다.

시선은 팔을 따라갑니다.

잠시 호흡한 다음, 들이쉬며 제자리로 돌아옵니다.

반대쪽 하겠습니다.

팔을 바꿉니다.

내쉬며 몸을 오른쪽으로 회전하여 팔을 뒤로 보냅니다.

들이쉬며 제자리로 돌아옵니다.

팔을 내리고 호흡을 고르며 동작을 마무리합니다.

무릎을 굽히고 바즈라아사나로 잠시 휴식합니다.

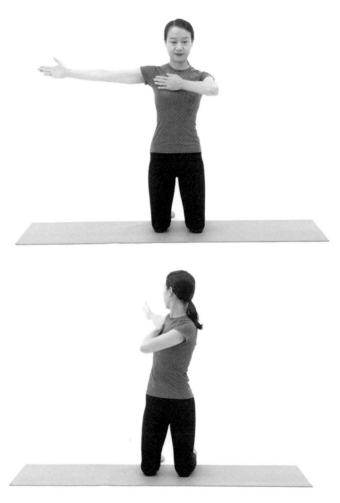

카티차크라아사나 2

## (3) 선 자세 시리즈

기어가는 자세 후 엎드린 자세로 연결할 수 있고, 선 자세를 이어서 할 수도 있다. 이는 자신이 계획하는 수업에 맞게 구성하도록 한다. 체력을 강화하는 동작을 하거나 하지를 강화하는 동작을 하고자 할 때는 서서 하는 동작으로 연결한다. 이완과 유연성을 위주로 하며 편안한 흐름으로 진행하고자 할 때는 엎드린 자세나 누운 자세를 연결하도록 한다.

### ① 타다아사나(Tādāsana)

타다아사나는 산 자세다. 이 자세는 요가의 가장 기본적인 자세 중 하나로, 선 자세의 기본 자세이기도 하며 체형평가를 하는 자세이기도 하다. 정면에서 보았을 때, 머리와 목이 한쪽으로 기울었는지, 좌우 어깨와 골반의 높낮이에 차이가 있는지 파악할 수 있다. 후면에서 보았을 때, 척추의 측만이 있는지, 체간의 각 부분인 어깨 블록, 흉곽 블록, 요부 블록, 골반 블록 등의 회전을 파악하여 척추의 회전 정도를 알 수 있다. 옆면에서는 골반, 요추, 흉추, 경추의 전만과 후만을 평가할 수 있다. 이렇게 산 자세는 요가 교정에서도 아주 중요하다. 따라서 산 자세를 할 때는 단순히 그냥 서 있는 것이 아니라 신체의 앞뒤와 좌우의 대칭 근육을 균

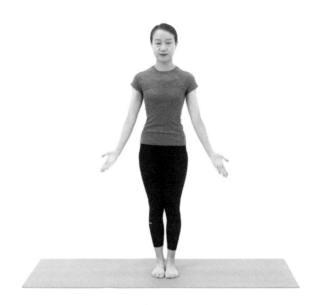

타다아사나

형 있게 사용하여 체형을 바르게 한다. 또한 코어 근육을 활성화하여 깐다까지 이르는 깊은 호흡을 통해 좋은 자세를 체득하는 것이 중요하다. 나아가 아사나 시 의식의 집중도를 높이고 인체의 에너지를 각성하는 기초를 익히도록 한다.

타다아사나, 산자세 하겠습니다.

두 발을 모으고 척추를 바르게 세우고 섭니다.

양손은 바로 내린 상태에서 손바닥이 정면을 향하게 합니다.

호흡을 부드럽게 하고, 차츰 깊어지도록 합니다.

산 자세에서 회원들이 자신의 체형을 알 수 있도록 안내한다. 골반의 중립을 안내할 때는 회원들은 해부학 용어를 모르므로 전상장골극과 후상장골극의 위치를 손으로 짚어서 인식하도록 지도한다. 복부와 요부의 중립을 안내할 때는 손바닥과 손등을 복부와 요부에 대어 중립을 인식하도록 한다. 이어서 흉부, 목, 머리의 위치도 시일을 두고 순차적으로 인식할 수 있도록 안내한다.

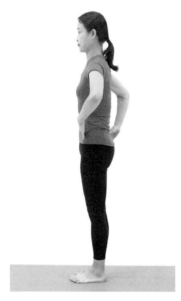
전상장골극과 후상장골극을 짚은
옆 모습

자신의 자세가 바른지 한 부분씩
인식합니다.
골반이 앞으로 전방경사되며 허리
가 앞으로 밀려들어갔는지
혹은 반대로 골반이 뒤로 후방경
사되며 일자허리인지 살펴봅니
다.
이를 인식하였다면 무리하지 않
은 범위에서 골반이 중립에 가까
워지게 합니다.
골반 앞에 돌출된 전상장골극과

뒤의 돌출된 후상장골극이 수평이 가까이 되면 좋습니다.

(왼손은 전상장골극, 오른손은 후상장골극에 대는 시범을 보이며 지도한다.)

또한 복부와 허리가 중립이 되
게 합니다.

가슴을 앞으로 내밀고 있는지,
반대로 움츠려 있는지 확인합
니다.

목은 길어지듯이 위로 펴지고
턱은 가볍게 당깁니다.

그대로 자세를 유지하며 호흡
합니다.

(왼 손바닥은 복부에 오른손의 손등
은 허리에 대고 중립을 체크하는 시
범을 보인다.)

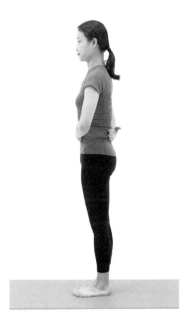

복부와 허리를 짚은 옆 모습

## ② 바이샤아사나(Vaiśyāsana)

'바이샤'는 상인이다. 이 자세는 타다아사나에서 합장을 하여
마음을 모으고 뒤꿈치를 들어 균형감각을 키우는 동작이다. 타다
아사나와 브륵샤아사나를 연결할 때 도움이 되는 동작이다.

바이샤아사나, 상인 자세 하겠습니다.

타다아사나로 선 자세에서 양손을 가슴 앞에 합장합니다.

숨을 들이쉬며 뒤꿈치를 들고 균형을 잡습니다.

잠시 호흡하면서 그대로 자세를 유지합니다.

내쉬며 천천히 뒤꿈치를 내립니다.

손을 내리고 마무리합니다.

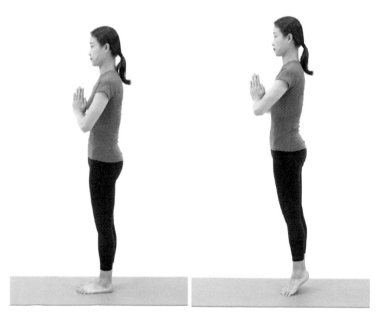

바이샤아사나

### ③ 브륵샤아사나(Vṛkṣāsana)

브륵샤아사나는 나무 자세다. 이 자세는 균형 자세의 대표적인 자세이기도 하다. 바이샤아사나가 뒤꿈치를 들고 균형을 잡았다면 브륵샤아사나는 한발을 들고 다른 한발로 균형을 잡는 동작이다. 한 발 서기는 운동과학에서 근기능의 균형성 평가에 많이 사용하는 동작이기도 하다. 평가 시 양팔은 옆으로 벌리기도 하고 모으기도 한다.

이 자세는 한 발로 지탱하기 때문에 디딘 발의 고관절은 약간 내전된다. 이 과정에서 골반이 옆으로 지나치게 치우치지 않도록 하기 위해서는 자세와 보행의 안정성에 중요한 골반 옆쪽 근육인 중둔근의 근력이 필요하다. 또한 바닥을 디딘 발의 지면반력과, 발목의 힘이 함께 받쳐주어야 하며 하지의 힘이 상승하여 코어의 근력과 연결되는 것이 중요하다.

이 힘이 다시 인체 중심축을 따라 상승하여 팔에서 손으로 이어져 위로 뻗을 수 있는 힘으로 연결되도록 한다. 이를 통해 발과 다리, 골반과 코어, 가슴과 팔, 손으로 힘이 하나로 연결되어, 나무와 같이 곧고 힘 있게 서 있는 아사나가 된다.

브륵샤아사나, 나무 자세 하겠습니다.
오른 다리를 굽혀 오른발을 왼 다리의 안쪽에 붙입니다.

몸의 균형을 잡은 다음, 양손을 가슴 앞에서 합장합니다.

숨을 들이쉬며 팔을 위로 올립니다.

자세를 잠시 유지합니다.

발로 바닥을 단단히 지지하고 발목의 힘으로 균형을 잡습니다.

내쉬며 팔을 옆으로 원을 그리며 내립니다.

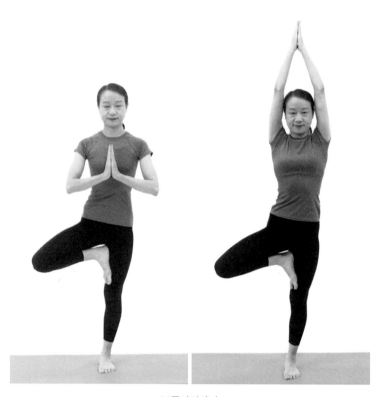

브륵샤아사나

다리도 내립니다.

반대쪽 하겠습니다.

왼 다리를 굽혀 왼발을 오른 다리의 안쪽에 붙입니다.

양손을 가슴 앞에서 합장합니다.

숨을 들이쉬며 팔을 위로 올립니다.

자세를 잠시 유지합니다.

내쉬며 팔을 옆으로 원을 그리며 내립니다.

다리를 내립니다.


### ④ 우타나아사나(Uttānāsana)

우타나아사나는 강하게 뻗는 자세다. 마치 파스치모타나아사나를 서서 하는 것과 유사한 자세다. 차이점은 파스치모타나아사나는 다리 뒷면이 바닥에 고정된 상태에서 수직 방향으로 전굴하는 수평적 움직임이 위주가 되는 반면, 우타나아사나는 발바닥의 좁은 면적이 바닥에 고정된 상태에서 위에서 아래로 전굴하는 자세다. 따라서 하지의 뒷면이 고정되어 있지 않으므로 다리와 골반이 수직선상에서 어떤 각도를 취하는지에 따라 하지의 스트레칭과 다리와 골반의 교정에 미치는 영향이 달라진다. 기본은 수직에 가깝게 정렬하고 전굴한다.

우타나아사나, 강하게 뻗는 자세 하겠습니다.

숨을 내쉬며 몸을 앞으로 숙이고 양손은 가능하면 발 옆의 바닥에 놓습니다.

동작이 어려운 분은 손끝을 전면 바닥에 놓고 실시합니다.

이 동작이 안정적이면 손바닥을 전면 바닥에 놓습니다.

그다음 손을 옆으로 놓습니다.

동작이 잘 되는 분은 얼굴을 다리 가까이 붙입니다.

들이쉬며 천천히 몸을 말아서 일어납니다.

내쉬며 마무리합니다.

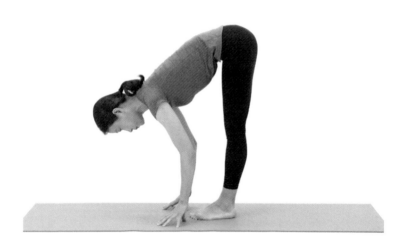

우타나아사나(손끝으로 바닥 짚기)

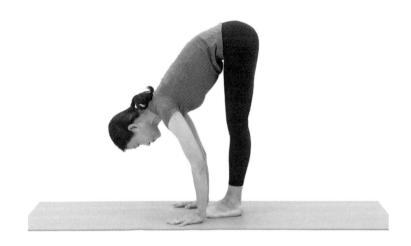

우타나아사나(손바닥으로 바닥 짚기)

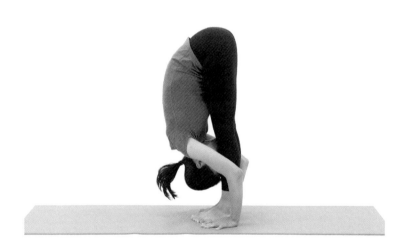

우타나아사나 본 자세

⑤ 아르다 우타나아사나

　우타나아사나가 어려운 경우 첫 번째 응용 동작은 양다리를 골반 너비로 벌리고 실시한다. 두 번째 방법은 아르다우타나아사나(Ardha Uttānāsana)를 먼저 연습하고, 우타나아사나를 할 수 있

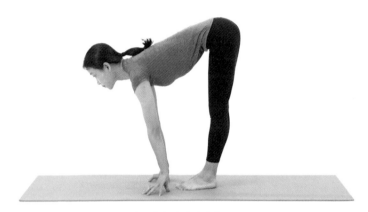

아르다 우타나아사나

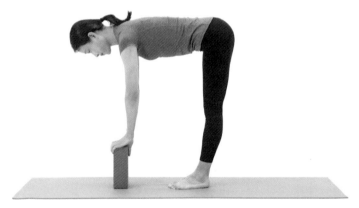

아르다 우타나아사나(요가 블록 활용)

는 데까지 실시한다. 이 동작도 어려운 경우에는 요가 블록을 활용하여 손으로 짚고 실행한다. 아르다 우타나아사나는 다음과 같이 안내한다.

- 아르다 우타나아사나

아르다 우타나아사나 하겠습니다.

두 발을 모으고 타다아사나로 섭니다.

몸을 앞으로 숙여 양손의 손끝으로 바닥을 짚습니다.

가능한 대각선으로 허리를 펴고 고관절의 움직임에 집중합니다.

들이쉬며 천천히 일어납니다.

### ⑥ 하스타우타나아사나(Hasta Uttānāsana)

하스타우타나아사나는 손을 뻗는 자세다. 손을 위로 뻗으며 체간을후굴하는 자세다. 이 아사나는 유연성을 위주로 하는 자세와 코어를 강화하는 자세로 나눌 수 있다. 유연성을 위주로 한 자세는 팔을 뻗으며 몸을 후굴할 때 상체와 하체의 균형을 위해 골반을 앞으로 약간 밀며 수행한다. 이때 고관절의 서혜부가 부드럽게 열리는 것이 중요하다. 이를 통해 골반이 후방경사되며 요부가 과도하게 후굴되는 것을 방지할 수 있다.

- 유연성 위주 자세

하스타우타나아사나, 팔 펴서 뻗는 자세 하겠습니다.

숨을 들이쉬며 팔을 수직으로 올립니다.

내쉬며 골반을 약간 앞으로 밀며 몸과 팔을 뒤로 젖힙니다.

들이쉬며 일어나고, 내쉬며 팔을 내립니다.

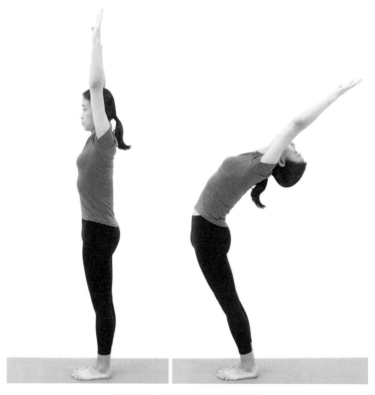

하스타우타나아사나(유연성 위주)

코어를 강화하는 자세를 할 때는 골반의 위치를 거의 움직이지 않거나 약간만 앞으로 이동하고 후굴한다. 뒤로 넘기는 힘보다 위로 뻗는 힘에 비중을 둔다. 허리 부담이 있을 경우 골반을 편하게 이동하여 체중의 부담을 줄이도록 한다.

- 코어 강화 자세

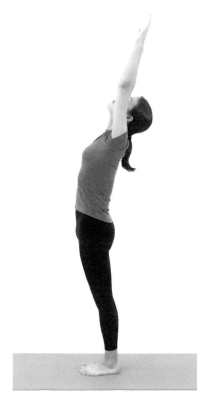

하스타우타나아사나(코어 강화)

두 발을 모으고 선 자세에서 숨을 들이쉬며 팔을 수직으로 올립니다.

내쉬며 골반이 안정된 상태에서 조금만 몸을 뒤로 후굴합니다.

골반이 약간 앞으로 움직이는 정도는 괜찮습니다.

들이쉬며 일어나고 내쉬며 팔을 내립니다.

동작 시 팔과 몸을 위로 뻗는데 70%의 비중을 뒤고, 후굴에는 30% 정도 비중을 둡니다.

이 동작도 부담스러운 분은 후굴을 거의 하지 않고 팔을 위로 뻗는데 집중합니다.


### ⑦ 카티차크라아사나 1(Kaṭi Chakrāsana 1)

카티차크라아사나 1은 허리를 회전하는 자세다. 이 자세는 몸통의 주요 움직임 4가지, 즉 굴곡, 신전, 측굴, 회전 중 회전하는 동작이다. 앞서 소개된 무릎을 대고 하는 카티차크라아사나 2와 달리, 발로 바닥을 디딘 상태에서 수행하므로 전체적인 관절의 가동 범위가 좀 더 증가한다. 이 자세의 움직임은 바로 선 자세에서 수평 회전이 된다. 이때 몸이 한쪽으로 기울어지거나 허리가 약간 후굴된 상태에서 회전하는지 체크한다. 회전 동작에서 측굴과 후굴을 함께 사용하는 이유는 움직임을 더 크게 하려는 경향 때문이다. 특정 목적을 위해 이렇게 하지 않는다면 척추는 중립 상태에서 그대로 회전하도록 한다.

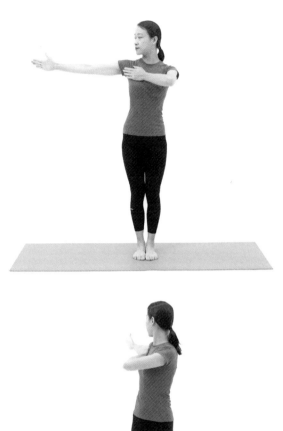

카티차크라아사나 1

카티차크라아사나 1, 허리 회전 자세 하겠습니다.

왼팔을 옆으로 뻗고 오른손은 왼 어깨 앞에 둡니다.

숨을 내쉬며 몸을 뒤로 회전합니다.

이때 발은 바닥에 고정하고 실시합니다.

들이쉬며 팔과 몸을 정면으로 돌아옵니다.

반대쪽 하겠습니다.

오른팔을 옆으로 뻗고 왼손은 오른 어깨 앞에 둡니다.

숨을 내쉬며 몸을 뒤로 회전합니다.

들이쉬며 팔과 몸을 천천히 정면으로 돌아옵니다.

내쉬며 마무리합니다.


## ⑧ 안자니아사나(Añjaneyāsana)

안자니아사나는 신의 이름을 딴 자세다. 체간을 측굴하는 자세로 두 가지 방법으로 할 수 있는다. 첫 번째는 유연성 위주의 자세로 기울이는 측굴의 각도를 크게 하며 자세의 균형을 위해 골반을 반대쪽으로 약간 이동하며 움직이는 방법이다. 두 번째는 코어를 강화하는 안정성 위주의 자세다. 골반을 거의 고정하거나 조금만 이동하는 방법으로 기울이는 각도는 크지 않다.

- 유연성 위주 자세

안자니아사나, 측면 기울기자세 하겠습니다.

숨을 들이쉬며 오른팔을 위로 올립니다.

내쉬며 왼쪽으로 기울입니다.

기울이는 각도에 맞춰 골반을 오른쪽으로 약간 이동합니다.

들이쉬며 팔과 몸을 세우고 내쉬며 팔을 내립니다.

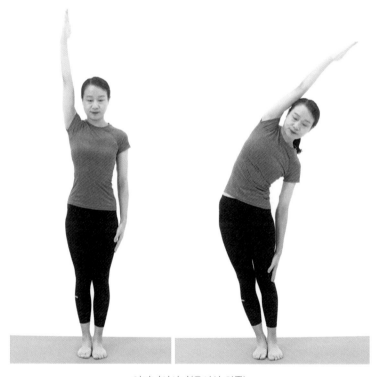

안자니아사나(유연성 위주)

반대쪽 하겠습니다.

숨을 들이쉬며 왼팔을 위로 올립니다.

내쉬며 오른쪽으로 기울입니다.

들이쉬며 팔과 몸을 세우고 내쉬며 팔을 내립니다.


- 코어 강화 자세

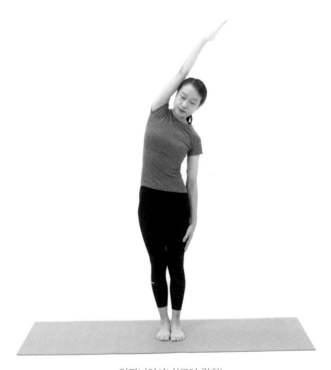

안자니아사나(코어 강화)

두 발을 모으고 바로 섭니다.

숨을 들이쉬며 오른팔을 위로 올립니다.

내쉬며 코어 근육에 힘을 주고 골반을 적게 움직이며 옆으로 기울입니다.

많이 기울이기보다 골반이 안정된 상태로 움직입니다.

들이쉬며 팔과 몸을 세우고 내쉬며 팔을 내립니다.

반대쪽 하겠습니다.

(반대쪽도 같은 방법으로 수행한다.)


### ⑨ 비라바드라아사나 1(Vīrabhadrāsana 1)

비라바드라아사나는 전사 자세다. 선 자세에서 양다리를 앞뒤로 벌리고 앞쪽 무릎을 굽히는 자세이다. 원래 동작은 뒤쪽 발을 대각선으로 바닥에 놓고 다리에서 골반, 체간으로 이어지는 경로에 회전이 형성되도록 한다. 응용 자세는 발꿈치를 들고, 다리와 골반, 체간의 경로에 회전이 발생하지 않도록 골반과 체간을 정면으로 정렬한 상태에서 동작을 한다. 이 자세는 런지(Lunge)와 유사하다. 원래 동작은 하지의 회전력을 수직 상승력으로 전환하는 자세이며, 응용 동작은 자세 정렬에 주안점을 둔 하지 강화 자세이다.

비라바드라아사나 1, 전사 자세 1 하겠습니다.

왼 다리를 앞으로 오른 다리는 뒤로 보내서 어깨너비의 두 배 정도 벌리거나 자신의 체형에 맞게 조금 더 벌립니다.

뒤쪽 발을 바닥에 붙이고 발끝은 안으로 돌립니다.

혹은 뒤꿈치를 뒤로 보내도 좋습니다.

숨을 내쉬며 무릎을 굽히고, 양손을 가슴 앞에서 합장합니다.

굽힌 무릎의 아래 다리는 수직이 되게 합니다.

들이쉬며 팔을 수직으로 올리고, 고개는 뒤로 젖혀 시선은 위를 봅니다.

고개를 바로 하고 내쉬며 손을 옆으로 내리고, 들이쉬며 다리를 펴서 일어납니다.

한 다리씩 중앙으로 모으며 바로 섭니다.

반대쪽 하겠습니다.

양다리를 앞뒤로 벌립니다.

뒤쪽 발을 안으로 돌립니다.

숨을 내쉬며 무릎을 굽히고 양손을 가슴 앞에서 합장합니다.

들이쉬며 팔을 수직으로 올리고, 고개는 뒤로 젖혀 시선은 위를 봅니다.

고개를 바로 하고 내쉬며 손을 옆으로 내리고, 들이쉬며 다리를 펴서 일어납니다.

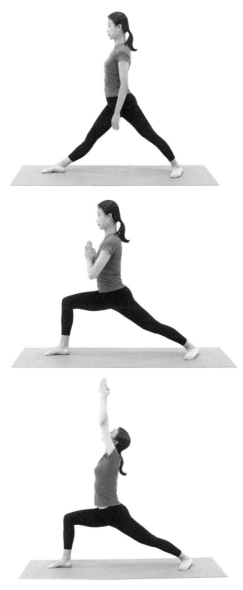

비라바드라아사나

한 다리씩 중앙으로 모으며 바로 섭니다.

비라바드라아사나 1의 완성동작을 만드는 과정에는 몇 가지 방법이 있으므로 이를 고려하여 동작을 한다. 호흡을 반대로 하는 경우도 있고 다리를 옆으로 벌려서 시작하기도 한다. 이 과정에서 호흡과 동작의 연결을 안정적으로 진행하는 것이 무엇보다 중요하다.

- 비라바드라아사나 응용 자세
양다리를 앞뒤로 벌립니다.
뒤쪽 발꿈치를 들고 골반이 정면을 보도록 합니다.
숨을 내쉬며 무릎을 굽히고 들이쉬며 양손을 수직으로 나란히 올립니다.
양손은 서로 마주 보게 합니다.
잠시 자세를 유지합니다.
숨을 내쉬며 손을 옆으로 원을 그리며 내리고 들이쉬며 일어납니다.
뒤의 다리를 앞으로 당겨 바로 섭니다.
반대쪽 하겠습니다.
(반대쪽도 같은 방법으로 수행한다.)

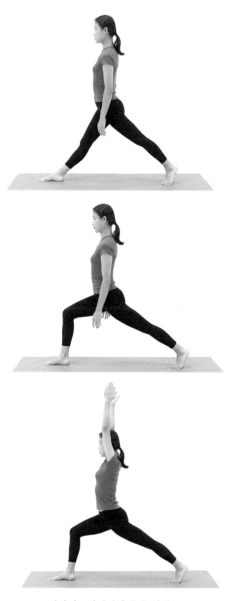

비라바드라아사나 응용 자세

마무리할 때 제자리로 돌아오는 방식은 뒤쪽 다리를 한 번에 앞으로 당겨서 서거나, 이것이 어려울 경우 앞과 뒤의 다리를 반 반씩 매트의 중앙으로 이동하여 설 수도 있다. 초심자는 후자의 방법으로 실행한다.

### ⑩ 비라바드라아사나 2(Vīrabhadrāsana 2)

비라바드라아사나 2는 양다리를 옆으로 벌리고 수행한다. 비 라바드라아사나 1이 고관절의 굴곡과 신전을 위주로 하면서 척추 의 후굴을 실시한다면 비라바드라아사나 2는 양다리의 외전을 위 주로 하면서 척추는 세운 상태를 유지한다. 두 자세는 고관절과 어깨의 움직임에 차이가 있다. 이를 통해 선 자세에서 상지와 하 지를 다양하게 움직인다.

비라바드라아사나 2, 전사 자세 2 하겠습니다.

양다리를 옆으로 어깨 너비의 두 배 정도 혹은 조금 더 벌립니다.

오른발을 바깥으로 돌리고 왼발은 안으로 돌립니다.

숨을 들이쉬며 양팔을 수평으로 올리고, 내쉬며 오른 무릎을 직각 가까이 굽힙니다.

자신이 할 수 있는 만큼 굽히고 무리하지 않습니다.

시선은 오른손을 바라봅니다.

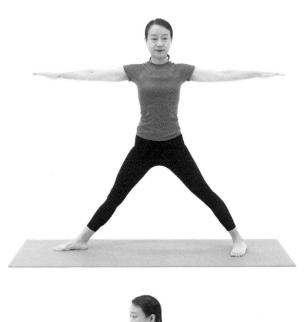

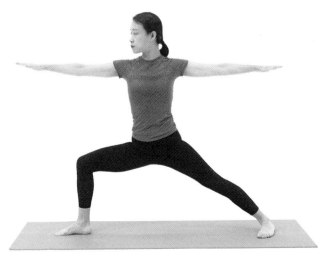

비라바드라아사나 2

들이쉬며 일어나고 발과 고개를 정면으로 돌린 다음, 내쉬며 팔을 내립니다.

반대쪽 하겠습니다.

양다리를 옆으로 벌립니다.

왼발을 바깥으로 돌리고 오른발은 안으로 돌립니다.

숨을 들이쉬며 양팔을 수평으로 올리고 내쉬며 왼 무릎을 직각 가까이 굽힙니다.

시선은 왼손을 바라봅니다.

들이쉬며 일어나고 발과 고개를 정면으로 돌린 다음 내쉬며 팔을 내립니다.

두 발을 모으고 호흡을 고릅니다.


### ⑪ 우티타 트리코나아사나(Utthita Trikoṇāsana)

우티타 트리코나아사나는 삼각자세다. 준비 동작은 비라바드라아사나 2와 비슷하지만 체간의 움직임에 큰 차이가 있다. 측굴을 하여 한 손은 아래로 내리고 다른 한 손은 위로 올리는 동작이다.


우티타 트리코나아사나, 삼각 자세 하겠습니다.

양발을 옆으로 어깨 너비의 두 배 정도 벌립니다.

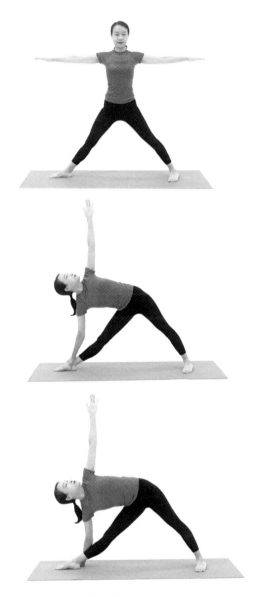

우티타 트리코나아사나

오른발을 바깥으로 돌리고 왼발은 안으로 돌립니다.

들이쉬며 양팔을 수평으로 올리고 내쉬며 몸을 오른쪽으로 기울입니다.

오른손은 발목 부근을 받치고 왼손은 수직으로 올립니다.

동작이 잘 되는 분은 오른손을 발 뒤의 바닥에 놓습니다.

들이쉬며 몸을 세우고 내쉬며 팔을 내립니다.

발을 정면으로 돌립니다.

반대쪽 하겠습니다.

왼발을 바깥으로 돌리고 오른발은 안으로 돌립니다.

들이쉬며 양팔을 수평으로 올리고 내쉬며 왼쪽으로 기울입니다.

왼손은 발목 부근을 받치고 오른손은 수직으로 올립니다.

동작이 잘 되는 분은 왼손을 발 뒤의 바닥에 놓습니다.

들이쉬며 몸을 세우고 내쉬며 팔을 내립니다.

발을 정면으로 돌립니다.

두 다리를 모으고 타다아사나로 서서 호흡을 고릅니다.


위 동작을 옆면에서 보면 하지와 골반, 체간, 팔이 가능한 평면에 가깝게 정렬되는 것이 좋다. 어깨와 팔이 몸의 앞쪽에 위치할수록 전굴과 회전이 함께 작용하여 측굴의 효과는 약해진다.

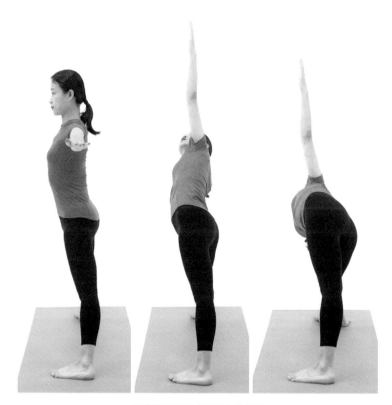

우티타 트리코나아사나 옆 모습

## (4) 누운 자세 시리즈

누워서 하는 자세에는 다양한 기능의 아사나가 있다. 이완에 도움이 되는 자세가 있고, 유연성을 증진하는 자세, 하지가 위로 올라가는 역전 자세 등이 있다. 이러한 다양한 아사나의 효과를 고려하여 시퀀스를 구성하도록 한다.

### ① 파완묵타아사나(Pavanamuktāsana)

'파완'은 바람, 프라나를 의미하고, '묵타'는 '자유롭게 하다'라는 뜻을 가진다. 바람 빼기 자세라고도 한다. 앞서 관절 풀기 동작 시리즈를 파완묵타아사나라고 했는데, 여기서 소개하는 자세 역시 파완묵타아사나라고 하기도 한다. 이 자세는 누운 자세에서 고개를 들고 일어나면서 복부를 수축하는 것이 중요하다. 동작을 잘못 하면 목과 가슴의 근육에 힘이 과도하게 들어갈 수 있다. 먼저 한 다리 파완묵타아사나(Eka Pāda Pavanamuktāsana를 하고, 그다음 양다리 파완묵타아사나(Pavanamuktāsana)를 한다. 단계별로 진행할 때는 다리를 먼저 당긴 후에 고개를 드는 동작을 실시한다.

\- 한 다리 파완묵타아사나

바로 누운 자세, 파완묵타아사나, 바람 빼기 자세 하겠습니다.

사바아사나로 눕습니다.

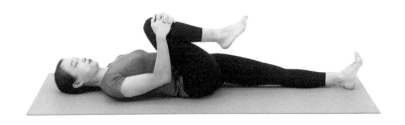

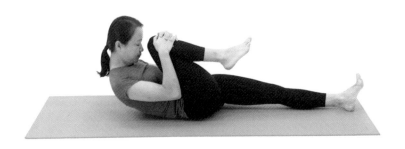

에카 파다 파완묵타아사나

두 다리를 모읍니다.

오른 다리를 굽혀서 양손으로 깍지 끼어 잡습니다.

숨을 내쉬며 다리를 몸쪽으로 당깁니다.

들이쉬며 제자리로 돌아옵니다.

내쉬며 다리를 당기며 고개를 들고 일어납니다.

들이쉬며 제자리로 돌아옵니다.

반대쪽 하겠습니다.

왼 다리를 굽혀서 양손으로 깍지 끼어 잡습니다.

숨을 내쉬며 다리를 몸쪽으로 당깁니다.

들이쉬며 제자리로 돌아옵니다.

내쉬며 다리를 당기며 고개를 들고 일어납니다.

들이쉬며 제자리로 돌아옵니다.


- 양다리 파완묵타아사나

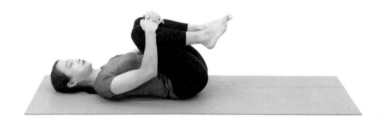

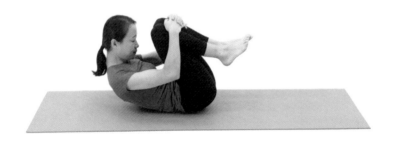

파완묵타아사나

이번에는 양다리를 굽혀 양손으로 깍지 끼어 잡습니다.

내쉬며 다리만 가슴 쪽으로 당깁니다.

들이쉬며 제자리로 옵니다.

내쉬며 다리를 당기며 동시에 고개를 들고 일어납니다.

들이쉬며 내려옵니다.

사바아사나로 잠시 호흡을 고릅니다.


## ② 칸다라아사나(Kaṇḍarāsana)

'칸다라'는 어깨라는 뜻으로 칸다라아사나는 '어깨로 지지하는 아사나'라고 할 수 있다. 다른 이름으로 '골반 올리기'라고도 한다. 어깨와 발로 지지하여 골반을 중심으로 몸통을 들어 올리는 자세다. 초심자는 어깨, 몸통, 다리의 선을 사선으로 하는 코어 중심의 자세로 할 수 있고, 유연성이 향상되면 원래 자세대로 골반을 더 올려 후굴 자세로 한다. 골반을 올릴 때 허리에 지나치게 힘이 들어가지 않도록 대둔근을 사용하여 고관절을 열면서 동작을 한다.

칸다라아사나 골반 올리기 하겠습니다.

양다리를 굽혀 양발을 엉덩이 가까이 놓습니다.

양발의 간격은 골반 너비로 벌립니다.

양손은 골반 옆의 바닥에 둡니다.

숨을 들이쉬며 골반을 위로 올립니다.

서혜부가 열리며 엉덩이 근육에 힘이 들어갑니다.

숨을 내쉬며 천천히 내립니다.

호흡을 고르고 두 다리를 폅니다.

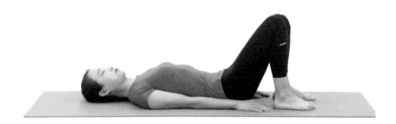

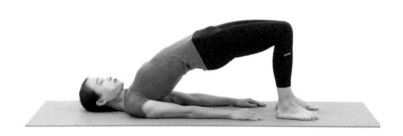

칸다라아사나

- 코어 강화 자세

양다리를 굽혀 다리의 각도를 직각 정도로 놓습니다.

양발의 간격은 골반 너비로 벌립니다.

숨을 내쉬며 골반을 치골부터 말아서 올립니다.

어깨와 발로 바닥을 지지하며 몸통이 대각선이 되도록 합니다.

요근과 복근이 동시 수축되도록 합니다.

숨을 들이쉬며 천천히 등, 허리, 골반 순으로 내립니다.

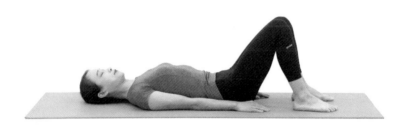

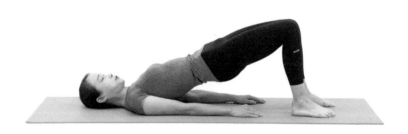

칸다라아사나(코어 강화)

코어 강화 자세를 할 때 복근과 요근을 동시 수축한 상태에서 힘을 적절히 분배하며 동작을 한다. 호흡은 골반을 올릴 때 들숨과 날숨 두 가지 다 가능한데 복근의 수축을 위주로 할 때는 내쉬며 한다.

### ③ 에카 파다 자타라 파리바르타나아사나
(Eka Pāda Jaṭhara Parivartanāsana)

에카 파다 자타라 파리바르타나아사나는 복부를 회전하는 동작으로 한 다리를 이용해 움직이는 자세다. 이 동작은 다리를 올린 각도에 따라 회전하는 척추 근육을 다양하게 풀어줄 수 있다.

에카 파다 자타라 파리바르타나아사나, 한 다리 올려 복부 회전 자세 하겠습니다.

두 다리를 모으고 양팔은 수평으로 올려 손등을 바닥에 놓습니다.

숨을 들이쉬며 오른 다리를 수직으로 올리고, 내쉬며 왼쪽으로 회전하여 발을 바닥 가까이 내립니다.

시선은 반대쪽 손을 바라봅니다.

들이쉬며 다리를 수직으로 올리고, 내쉬며 제자리로 내립니다.

반대쪽 하겠습니다.

들이쉬며 왼 다리를 수직으로 올리고, 내쉬며 오른쪽으로 회전하고 시선은 반대쪽 손을 바라봅니다.

들이쉬며 다리를 수직으로 올리고, 내쉬며 제자리로 내립니다.

에카 파다 자타라 파리바르타나아사나

에카 파다 자타라 파리바르타나아사나를 할 때 슬근(햄스트링)의 유연성이 부족하면 다리를 수직으로 펴서 올리는 것이 어렵다. 이때는 응용 자세로 무릎을 굽히고 회전하는 동작을 한다.

- 에카 파다 자타라 파리바르타나아사나 응용 자세

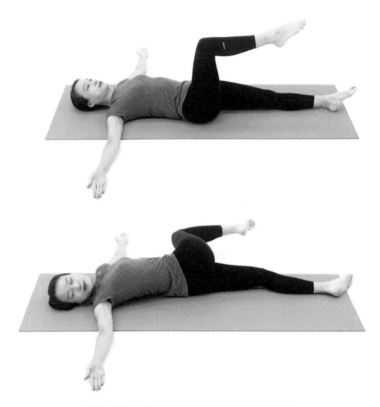

에카 파다 자타라 파리바르타나아사나 응용 자세

두 다리를 모으고 양팔을 수평으로 올려 손등을 바닥에 놓습니다.

숨을 들이쉬며 오른 다리 무릎을 굽혀 수직 위로 올리고 내쉬며 골반을 회전하여 무릎을 바닥 가까이 내립니다.

들이쉬며 다리를 수직으로 올리고 내쉬며 제자리로 내립니다.

반대쪽 하겠습니다.

(반대쪽도 같은 방법으로 수행한다.)


이 자세의 포인트는 다리를 수직으로 올린 다음, 회전할 때 척추와 골반 위주로 회전하는 것이다. 만약 고관절을 내전하여 다리가 먼저 안쪽으로 이동한 상태에서 회전하면 원래 의도한 척추와 골반의 움직임은 줄고 고관절의 사용이 증가한다. 만약 고관절 내전을 위주로 골반 회전 동작을 계속할 경우 중둔근이 과도하게 늘어나 약해질 수 있다.[16]

### ④ 자타라 파리바르타나아사나(Jaṭhara Parivartanāsana)

자타라 파리바르타나아사나는 두 다리를 동시에 사용하는 복부 회전 동작이다. 두 다리를 모아서 회전할 경우 한 다리를 할

---

[16] 에카 파다 자타라 파리바르타나아사나를 할 때 경우에 따라 중둔근을 스트레칭 할 목적으로 고관절 내전을 사용하여 실시할 수도 있다. 각 아사나는 기본 동작이 있지만 다양한 목적으로 일부 응용할 수 있으므로 어떤 동작이 무조건 잘못되었다고 볼 수는 없다.

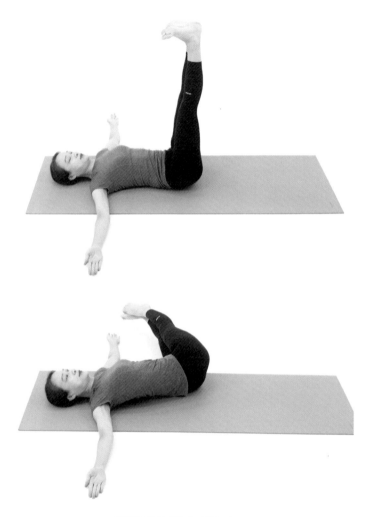

자타라 파리바르타나아사나

때와 같은 고관절의 내전 움직임은 발생하지 않는다. 회전할 때 발이 바닥에 닿지 않도록 수행한다. 두 다리를 펴고 체간을 회전하여 내려가기 때문에 바닥까지 내리면 다시 올릴 때 요부의 부담이 발생할 수 있다. 그러므로 근력으로 다리를 안정적으로 조절할 수 있는 범위까지만 내린다.

> 자타라 파리바르타나아사나, 복부 회전 자세 하겠습니다.
> 숨을 들이쉬며 두 다리를 수직으로 올리고, 내쉬며 다리를 오른쪽 바닥 가까이 내립니다.
> 시선은 정면을 봅니다.
> 들이쉬며 다리를 수직으로 올리고, 내쉬며 왼쪽 바닥 가까이 내립니다.
> 들이쉬며 다시 수직으로 올리고, 내쉬며 제자리로 돌아옵니다.
> 그만.

### ⑤ 할라아사나(Halāsana)

할라아사나는 쟁기자세다. 쟁기자세는 대표적인 역전 자세 중 하나로 다양한 아사나로 연결되며 요가 수련에서 주요한 자세로 여겨진다. 이 자세는 움직임에 있어서는 전굴 동작이라고 할 수 있다. 요가생리학적 관점에서는 역전한 상태에서 에너지

의 중심인 깐다에 의식을 집중하고 목 차크라인 비슈디차크라가
활성화되도록 한다. 목이 많이 굽혀지므로 목 디스크가 있거나
목이 안 좋을 경우 삼가하거나 각도를 조절하여 안전하게 동작
을 해야 한다.

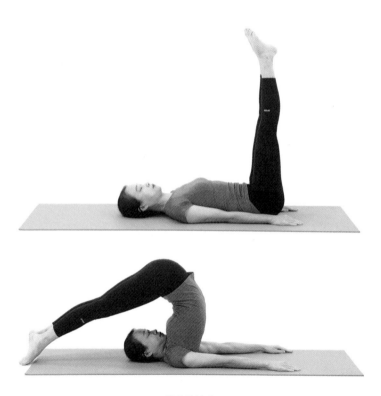

할라아사나

다음은 할라아사나, 쟁기 자세 하겠습니다.

두 다리를 모으고 양팔을 몸 옆에 붙이고 손바닥을 바닥에 놓습니다.

숨을 들이쉬며 다리를 천천히 수직으로 올리고

내쉬며 머리 뒤로 넘겨 가능한 바닥 가까이 놓습니다.

동작이 어려운 분은 다리를 공중에 띄우고

자세가 안정되도록 손으로 등을 받칩니다.

들이쉬며 천천히 등을 바닥으로 내리고, 내쉬며 다리를 바닥에 내립니다.

그만, 잠시 호흡을 고르며 휴식합니다.


### ⑥ 마츠야아사나(Matsyāsana)

마츠야아사나는 물고기 자세다. 등과 목 위주의 후굴 자세이다. 할라아사나의 목과 등의 움직임과 반대이기 때문에 두 자세는 상호 보완적으로 구성된다. 즉, 할라아사나 후 균형을 위한 동작으로 마츠야 아사나를 하는 것이다. 이때 동작을 이어서 연속으로 할 수도 있고 전굴의 자극을 완화하는 동작을 중간에 하고 실행할 수도 있다. 이러한 동작 구성은 음양으로 한 쌍을 이루는 아사나라고 할 수 있다. 하타요가에서 '하'는 태양의 에너지, '타'는 달의 에너지라고 하는데 이를 동아시아의 용어로 보면 음양을 의미한다. 동작의 움직임에서 음은 '수축'이고 양은 '확장'이다. 인체의 전면과 후면을 비교하면 전면이 음이고 후면이 양이다. 그래서 할라아사나와 마츠야아사나는 전면과 후면을 서로 반대로 움직이는 대표적인 음양 아사나라고 할 수 있다. 또다른 대표적인 음양 아사나로는 파스치모타나아사나와 푸르보타나아사나가 있다.

마츠야아사나, 물고기 자세 하겠습니다.

두 다리를 모읍니다.

무릎을 굽히고 양손을 엉덩이 밑으로 넣고 다리를 폅니다.

손바닥을 바닥에 둡니다.

팔꿈치로 바닥을 지지하며 상체를 위로 올립니다.

가슴을 위로 올린 다음 내쉬며 고개를 뒤로 젖혀 정수리 부위를 바닥에 놓습니다.

가슴의 후굴을 위주로 하며 목을 젖힙니다.

목이 지나치게 꺾이지 않도록 합니다.

숨을 들이쉬며 천천히 제자리로 돌아옵니다.

손을 풀고 다리를 풀고 목을 좌우로 가볍게 '왔다 갔다' 하며 풀어 줍니다.

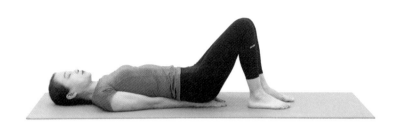

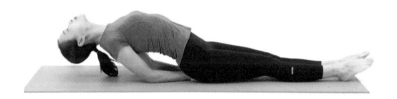

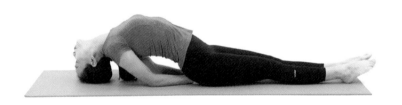

마츠야아사나

### ⑦ 우르드바 다누라아사나(Ūrdhva Dhanurāsana)

우르드바 다누라아사나는 위로 향한 활 자세로 일명 아치 자세라고도 한다. 전체적인 후굴 유연성이 필요한 자세다. 척추의 후굴 유연성뿐만 아니라 견관절의 굴곡과 견갑골의 후방경사 유연성도 매우 중요하다. 이와 함께 고관절의 신전 유연성도 함께 따라주어야 안정적으로 할 수 있는 동작이다.

이처럼 여러 관절과 근육이 복합적으로 작용하는 동작이므로 어떤 단계로 동작을 하는지가 중요하다. 처음에는 완성 동작을 하기 어렵기 때문에 순차적으로 할 수 있는 데까지 단계적으로 실시하는 것이 필요하다. 이를 위해서 아사나 안내를 할 때, 회원들이 단계별로 자신이 할 수 있는 과정까지 안정적으로 수행하도록 지도한다.

우르드바 다누라아사나, 위로 향한 활 자세 하겠습니다.

양다리를 굽혀 발꿈치가 엉덩이 가까이 오게 합니다.

발은 골반 너비로 벌리고 양발이 11자 가까이 되게 만듭니다.

이 동작이 어려운 분은 발을 조금 더 넓게 벌리고 실시합니다.

다음은 양손을 위로 올려 손바닥을 귀 옆의 바닥에 놓습니다.

손과 발로 바닥을 지지하며 골반과 몸통을 위로 올리고 정수리를 바닥에 놓습니다.

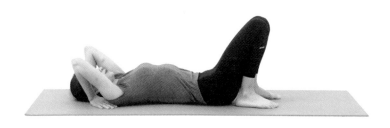

손 바닥에 짚기

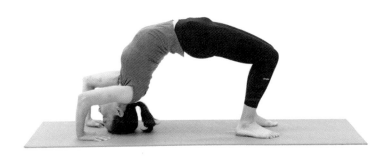

머리 바닥에 대기

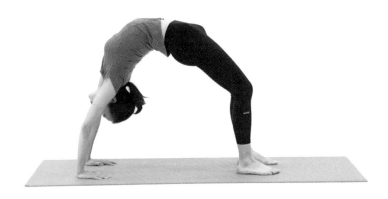

우르드바 다누라아사나 완성 자세

손의 위치가 바닥을 밀고 몸을 올리기 좋은 위치로 조정합니다.

숨을 내쉬며 손바닥과 발바닥으로 지면을 누르며 몸을 올립니다.

동작이 어려운 분은 머리를 바닥에 둔 채로 힘을 주는 연습을 합니다.

몸이 올라왔을 때 무리하게 팔을 뻗지 않고, 몸이 머리와 다리의 한쪽으로 쏠리지 않게 합니다.

많이 올리기보다 안정적으로 올리도록 합니다.

숨을 들이쉬며 천천히 몸을 내립니다.

손과 발을 풀어줍니다.


우르드바 다누라아사나 이후 후굴의 긴장을 풀어줄 수 있는 동작을 하고 나서 다음 동작으로 하는 것이 안정적이다. 긴장을 풀어주는 동작으로는 니드라아사나(Nidrāsana)를 쉽게 응용한 자세를 한다.


- 니드라아사나 응용 자세

니드라아사나 응용 자세, 척추의 긴장을 풀어주는 자세 하겠습니다.

양발을 가슴 앞으로 당기고 발바닥을 마주 붙여 양손으로 깍지 끼어 잡습니다.

내쉬며 다리를 얼굴 쪽으로 당기며 골반과 허리의 긴장을 풀어

줍니다.

들이쉬며 제자리로 돌아옵니다.

사바아사나로 잠시 휴식합니다.

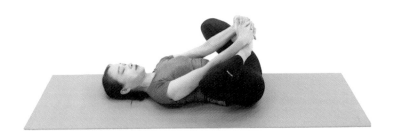

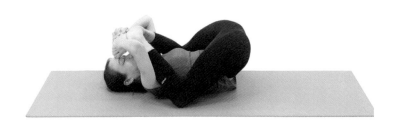

니드라아사나 응용 자세

## (5) 엎드린 자세 시리즈

엎드린 자세는 누운 자세에 이어서 하거나 기어가는 자세에서
연결할 수 있다. 여기서는 누운 자세에 이어서 수행하고자 한다.

### ① 에카 파다 살라바아사나(Eka Pāda Śalabhāsana)

에카 파다 살라바아사나는 한 다리를 올리는 메뚜기자세다.
이 자세는 다리를 올릴 때 골반을 고정하고 고관절을 위주로 움직
인다. 근육으로는 대둔근을 주동근으로 사용하며 슬근을 협력근

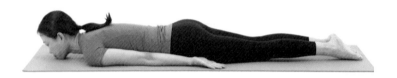

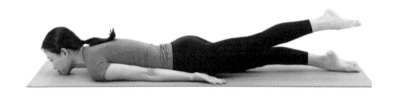

에카 파다 살라바아사나

으로 사용한다. 만약 회원이 골반을 움직이며 허리 근육을 많이 사용할 경우 지도사는 골반 뒤의 후상장골극에 핸즈 온(Hands on)하여 골반을 고정하고 동작을 하도록 지도한다. 이 동작은 요통의 요가테라피에도 자주 사용하는 동작이다.

> 엎드린 자세, 에카 파다 살라바아사나, 한다리 메뚜기자세 하겠습니다.
>
> 턱을 바닥에 대고 돌아눕습니다.
>
> 두 다리를 모으고 양손은 몸 옆에 붙이고 손등을 바닥에 둡니다.
>
> 숨을 들이쉬며 오른 다리를 위로 올립니다.
>
> 다리는 펴고 골반을 고정하며 실시합니다.
>
> 내쉬며 천천히 내립니다.
>
> 반대쪽 하겠습니다.
>
> 들이쉬며 왼 다리를 위로 올리고 내쉬며 내립니다.

### ② 살라바아사나(Śalabhāsana)

살라바아사나는 메뚜기자세다. 이 아사나는 두 다리를 높이 올리며 하체를 상승시키는 동작이다. 하체와 척추 하부 위주의 후굴 동작이다. 손을 두는 방식은 여러 가지가 있다. 손등을 바닥에 놓기도 하고 손바닥을 바닥에 두기도 한다. 혹은 두 손을 마주 잡아 깍지 끼고 바닥을 지지하며 동작을 하기도 한다. 손을 사용 방법에 따라 지면반력을 활용하는 정도가 차이가 나기에 이에 따라 하체가 올라가는 높이도 달라진다. 여기서는 손바닥을 바닥에 놓고 동작을 수행한다.

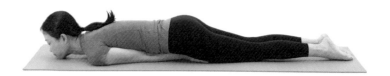

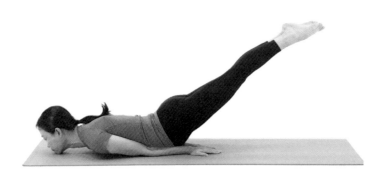

살라바아사나

살라바아사나, 메뚜기 자세 본 동작하겠습니다.

두 다리를 골반 너비로 벌립니다.

양손을 배 밑으로 넣고 손바닥이 바닥에 닿도록 합니다.

숨을 반쯤 들이쉬고 두 다리를 높이 올립니다.

내쉬며 천천히 내립니다.

자신이 할 수 있을 만큼 하고 무리하지 않습니다.


### ③ 부장가아사나 (Bhujangāsana)

부장가아사나는 뱀 자세다. 코브라 뱀이 몸을 세우며 일어나는 것처럼 인체의 후면 근력을 이용하여 몸을 세우는 동작이다. 이 동작에서 주동근은 척추기립근이 된다. 그래서 동작을 할 때 손으로 바닥을 지지하여 팔의 근력을 많이 쓰면, 그만큼 척추기립근의 사용은 줄어들게 된다. 이에 유의하여 동작을 한다. 만약 어깨에 라운드 숄더가 있거나 등이 후만으로 굽고 근육이 경직되어 있으면 이 동작을 원활하게 수행하기 어렵다. 이 경우 팔의 힘을 최소화하고 척추 위에서부터 단계적으로 힘을 사용하는 것을 연습하는 것이 필요하다. 이를 위해 부장가아사나를 다음과 같이 3단계로 나누어 지도할 수 있다.

## - 부장가아사나 1단계

팔을 옆으로 벌리고 팔꿈치를 직각으로 굽혀 바닥에 놓은 다음, 경추와 흉추의 상부 척추 위주로 말아 올리는 동작을 한다. 팔꿈치를 바닥에 대고 동작을 하므로 팔의 지지력을 최소화하고 경부와 흉부의 척추기립근을 사용하게 된다. 이를 통해 그동안 활성화되지 않았던 상부 척추기립근의 근력을 강화한다.

바닥에 엎드려 누운 상태에서 양다리를 모읍니다.

모으기가 어려운 분은 다리를 골반 너비로 벌리고 동작을 합니다.

양팔을 옆으로 벌려 직각으로 굽힙니다.

팔꿈치와 손바닥이 바닥에 닿도록 합니다.

경추와 흉추를 말아 올리는 동작이 숙련되면 이마를 바닥에 대고 하고 지금은 턱을 바닥에 대고 합니다.

숨을 들이쉬며 목을 약간 말고 흉추를 말아 올립니다.

내쉬며 천천히 내립니다.

올라갈 때 목을 지나치게 뒤로 젖히면 경추에서 흉추로 힘이 잘 전달되지 않습니다.

다시 한번 하겠습니다.

숨을 들이쉬며 천천히 목부터 말고 등을 말고 올라옵니다.

목이 약간 길어지듯이 실시합니다.

내쉬며 천천히 내려옵니다.

호흡을 고르며 마무리합니다.

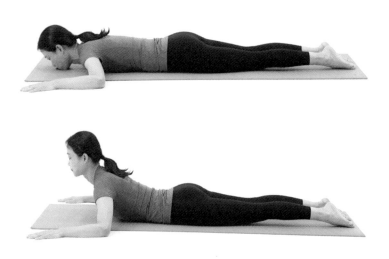

부장가아사나 1단계

### - 부장가아사나 2단계

부장가아사나 2단계에서는 손을 놓는 위치를 어깨 옆의 바닥이나 얼굴 옆의 바닥에 둔다. 자신의 유연성과 근력에 따라 손의 위치를 조정한다. 유연성이 조금 약할 때는 얼굴 옆에 놓고 좀 더 향상되면 어깨 옆에 놓는다. 팔꿈치는 몸에 붙인다. 동작 시 경추, 흉추, 요추의 순서로 말아 올린다. 이때 척추기립근의 힘을 사용하여 올라오며, 손과 팔의 힘을 보조로 사용한다. 힘의 중심은 코어 근육과 깐다에 두며 동작을 한다.

다음은 부장가아사나, 뱀 자세 하겠습니다.
두 다리를 모읍니다.
양손은 어깨 옆의 바닥에 두고 팔꿈치는 몸에 붙이고 이마를 바닥에 둡니다.
숨을 들이쉬며 목을 감고 등을 감고 허리를 말아 올립니다.
손은 지지하는 역할을 하며 살짝 받쳐 올립니다.
팔은 약간 굽힌 상태입니다.
숨을 내쉬며 허리 풀고 등 풀고 목을 풀며 서서히 내려옵니다.
그만, 호흡을 고릅니다.

동작을 안내할 때 말의 속도와 리듬을 회원들의 움직임에 맞춰 실시간으로 해 주면 도움이 된다. '목을 감고 등을 감고 허리를 말아 올립니다.'라고 안내할 때 회원들의 실제 동작하는 타이밍에 맞춰 말하는 것이 좋다. 이렇게 안내를 하면 동작의 속도를 조절할 수 있고, 움직임의 포인트를 정확히 수행할 수 있도록 도와준다.

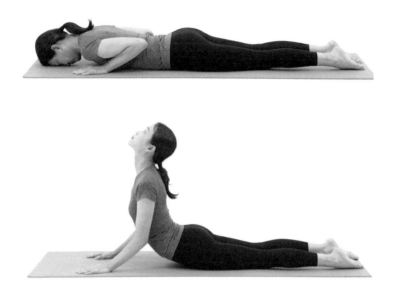

부장가아사나 2단계

### - 부장가아사나 3단계

부장가아사나 3단계는 유연성을 최대로 발휘하는 자세다. 최종 자세에서 양팔을 다 펴고 수행한다. 그렇기에 2단계가 골반을 바닥에 거의 붙이고 동작을 하였다면 3단계는 골반의 위쪽이 바닥에서 조금 뜨면서 진행된다. 골반을 붙여서 동작을 할 수 있는 사람도 있으나 이를 무리하게 진행하려다 보면 허리에 부담을 줄수도 있으므로 고관절, 요추, 흉추, 경추의 관절을 골고루 사용하여 안전하게 후굴하도록 한다. 시선의 위치는 동작의 목적에 따라 처음부터 경추를 말아서 위를 보거나 혹은 턱을 살짝 당겨 정면을 보기도 한다. 위를 볼 경우 전체적인 몸의 라인이 후굴이 되며 뒤로 회전력이 형성되고 에너지의 순환도 이러한 흐름으로 일어난다. 턱을 당길 경우 후굴하며 등 뒤로 상승하던 힘과 에너지가 턱 아래 몸의 전면으로 내려가며 호흡이 수월해진다. 이를 통해 깐다로 집중하기 쉬운 흐름이 형성된다. 여기서는 고개를 드는 동작을 한다.

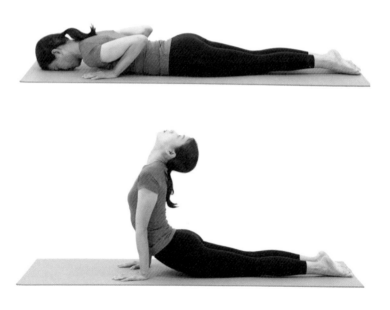

부장가아사나 3단계

두 다리를 모읍니다.

양손을 어깨 옆의 바닥에 놓고 팔꿈치를 몸에 붙입니다.

숨을 들이쉬며 경추, 흉추, 요추의 순으로 말아 올립니다.

손은 가볍게 받쳐주는 역할을 합니다.

내쉬며 팔을 펴면서 몸을 좀 더 후굴합니다.

골반부터 목까지 척추가 골고루 후굴되도록 합니다.

들이쉬며 배, 가슴, 이마 순으로 천천히 내려옵니다.

호흡을 고릅니다.


### ④ 마카라아사나(Makarāsana)

마카라아사나는 악어 자세다. 마카라아사나는 두 가지 방식으로 할 수 있다. 첫 번째는 엎드린 자세 시리즈의 휴식 동작으로 이완을 하는 것이다. 이때는 손을 겹쳐서 그 위에 이마를 놓고 전신에 힘을 빼며 이완한다. 두 번째는 팔짱을 끼고 그 위에 이마를 놓으며 체간이 부드럽게 후굴되도록 한다. 여기서는 첫 번째 자세를 한다.


마카라아사나, 악어 자세로 잠시 휴식합니다.

양발을 어깨너비로 벌리고 발은 편안하게 둡니다.

양팔은 팔짱을 끼고 이마를 팔 위에 올리고 휴식합니다.

호흡이 안정되고 편안해지며 동작 시 생긴 긴장이 풀어집니다.

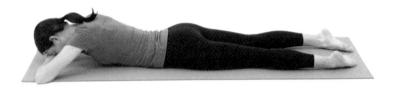

마카라아사나(손 겹친 자세)

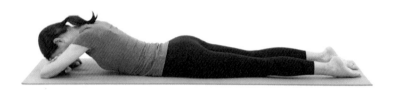

마카라아사나(팔짱 낀 자세)

### ⑤ 카티차크라아사나 3(Kaṭi Chakrāsana 3)

카티차크라아사나는 앞에서 두 번 소개하였다. 무릎 대고 하
는 자세와 선 자세에서 하였다. 카티차크라아사나 3은 엎드린 자
세에서 하는 동작으로 움직이는 방식은 앞의 두 동작과 차이가
있다. 카티차크라아사나 3은 나선형 회전을 좀 더 사용하여 척추
의 간격을 늘리며 회전하므로 치유 동작이나 척추 근육의 긴장을
푸는 동작으로 활용할 수 있다.

카티차크라아사나 3, 엎드린 허리 회전 자세 하겠습니다.

양발을 어깨너비의 1.5배 정도 벌립니다.

오른팔을 옆으로 뻗어 손바닥을 바닥에 두고 왼팔을 위로 뻗습니다.

숨을 들이쉬며 골반을 위로 회전하면서 오른팔을 수직으로 올립니다.

내쉬며 팔을 왼쪽으로 넘기며 바닥 가까이 둡니다.

오른쪽 발끝은 바닥에 두고 발등은 들리도록 합니다.

척추가 골고루 회전하여 허리가 많이 비틀리지 않도록 합니다.

왼손은 손바닥이 위를 보도록 돌려도 좋습니다.

들이쉬며 오른팔을 수직으로 올리고 내쉬며 제자리로 돌아옵니다.

반대쪽 하겠습니다.

왼팔을 옆으로 뻗고 오른팔을 위로 뻗습니다.

숨을 들이쉬며 골반을 위로 회전하면서 왼팔을 수직으로 올립니다.

내쉬며 팔을 오른쪽으로 넘기며 바닥 가까이 둡니다.

잠시 유지합니다.

들이쉬며 왼팔을 수직으로 올리고 내쉬며 제자리로 돌아옵니다.

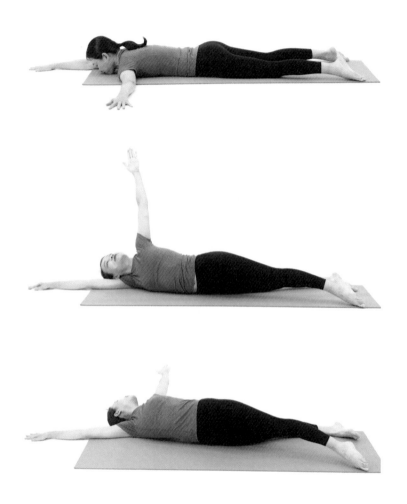

카티차크라아사나 3

⑥ 에카 파다 파리브르타 살라바아사나(Eka Pāda Parivṛtta Śalabhāsana)

에카 파다 파리브르타 살라바아사나는 한 다리를 올려 회전하는 메뚜기 자세다. 살라바아사나의 응용 자세다. 이 자세는 두 가지 방식으로 할 수 있다. 첫 번째는 회전을 위주로 하는 자세로 다리를 올리는 높이를 낮게 하고 회전에 좀 더 비중을 두는 방법이다. 두 번째는 다리를 위로 올리는 힘에 비중을 두고 회전을 적게 하는 방법이다.

전자는 허리와 골반의 근육을 풀어주는 효과가 좋아 치유 동작으로 유용하고, 후자는 허리와 하지의 근육을 강화하는 동작으로 사용할 수 있다.

- 회전 위주 자세

에카 파다 파리브르타 살라바아사나, 한 다리 올려 회전한 메뚜기 자세 하겠습니다.

두 다리를 모읍니다.

양팔을 옆으로 뻗어 손바닥을 바닥에 놓고 턱도 바닥에 놓습니다.

숨을 들이쉬며 오른 다리를 조금 올린 다음 내쉬며 왼쪽으로 회전합니다.

회전하는 힘을 70%, 올리는 힘을 30% 정도 사용합니다.

턱은 그대로 바닥에 두거나 오른쪽으로 돌려 편하게 두고 실시합니다.

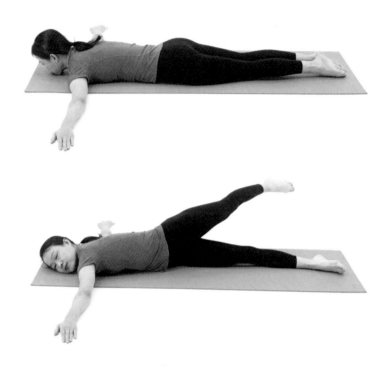

에카 파다 파리브르타 살라바아사나(회전 위주 자세)

들이쉬며 오른 다리를 위로 올리고, 내쉬며 바닥에 내립니다.

반대쪽 하겠습니다.

들이쉬며 왼 다리를 조금 올리고, 내쉬며 오른쪽으로 회전합니다.

턱은 그대로 바닥에 두거나 왼쪽으로 돌립니다.

들이쉬며 왼 다리를 위로 올리고, 내쉬며 바닥에 내립니다.

그만, 호흡을 고릅니다.

- 상승 위주 자세

두 다리를 모읍니다.

양팔을 옆으로 뻗고 손바닥을 바닥에 놓고 턱을 바닥에 놓습니다.

숨을 들이쉬며 오른 다리를 높게 올리고, 내쉬며 왼쪽으로 약간 회

전합니다.

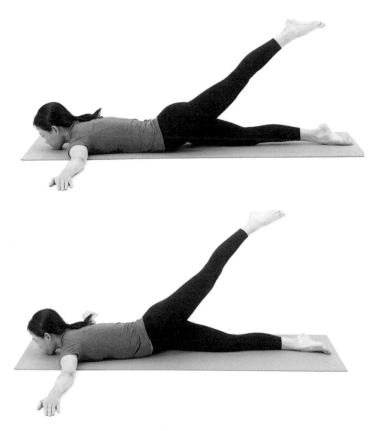

에카 파다 파리브르타 다누라아사나(상승 위주 자세)

올리는 힘을 70%, 회전하는 힘을 30% 사용합니다.

들이쉬며 다리를 중앙으로 이동한 다음, 내쉬며 바닥에 내립니다.

반대쪽 하겠습니다.

(반대쪽도 같은 방법으로 수행한다.)

### ⑦ 다누라아사나(Dhanurāsana)

다누라아사나는 활 자세다. 대표적인 후굴 자세로 우르드바 다누라아사나와는 몸의 위아래 방향이 반대가 된다. 또 다른 점은 우르드바 다누라아사나가 손과 발로 바닥을 지지하여 몸통을 올리는 동작이라면 다누라아사나는 복부로 바닥을 지지하고 상지와 하지를 올리는 동작이다. 팔의 방향을 살펴보면 우르드바 다누라아사나는 견관절을 굴곡하여 팔을 위로 올리고, 다누라아사나는 팔을 아래에서 뒤로 신전하여 올린다. 이때 복부를 중심으로 상체와 하체가 올라가는 비율은 거의 동등하게 되도록 한다.

다누라아사나, 활 자세 하겠습니다.

양다리를 굽혀 양손으로 발등을 잡습니다.

이마를 바닥에 두고 숨을 들이쉬며 하체를 올리고,

내쉬며 고개를 들어 상체를 올립니다.

들이쉬며 팔과 다리를 천천히 내립니다.

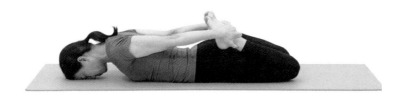

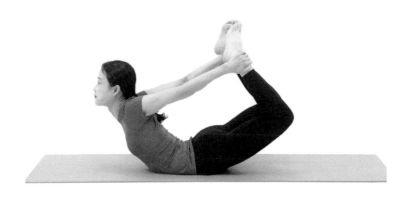

다누라아사나

그만, 휴식합니다.

동작 시 호흡을 들이쉬며 머리와 다리를 동시에 올릴 수도 있다.

# 3.
# 마무리 수련

마무리 수련은 본 수련에서 활성화된 에너지를 안정시키고 갈무리하는 과정이다. 또한 근육을 사용하며 발생한 피로나 긴장을 해소하는 과정이다.

## (1) 휴식

본 수련 후 잠시 휴식을 한다, 자세는 사바아사나(Śavāsana)를 취한다. 사바아사나는 송장 자세이다. 여기서 송장이란 의미는 죽는다는 의미에 한정되는 것이 아니라 '기존의 자신을 내려놓고 새롭게 거듭난다'는 의미가 있다.

사바아사나는 요가 수업에서 이전 동작에 이어서 다음 동작을 하기 전 휴식 자세로 사용하기도 하고, 전체 동작을 마무리하는 동작으로 실시하기도 한다. 이때 가볍게 몸을 푸는 동작을 먼저 할 수도 있고, 그러한 동작 없이 바로 사바아사나를 할 수도 있다.

돌아누워 사바아사나를 취합니다.
양발은 어깨너비 정도 벌리고 양손은 옆으로 30~40도 각도로 벌려 손등을 바닥에 둡니다.
턱과 목은 편안하게 두고, 온몸의 긴장을 풀고 잠시 호흡을 고릅니다.

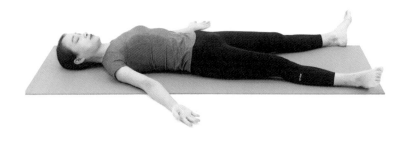

사바아사나

## (2) 이완과 마무리

### ① 이완 명상

사바아사나에서 짧은 이완 명상으로 들어간다.[17] 본격적인 명상 수련이 아니라 아사나 수련을 마무리하는 과정으로 수행한다. 아사나 수련 후 일부 남아 있던 근피로를 해소하고 심신을 안정시켜, 요가 수업을 편안하게 마무리하는 시간이다. 이를 통해 회원들이 심신의 이완을 익힘으로써, 향후 본 명상 수련을 할 수 있는 기초가 된다. 즉 아사나 수업을 하면서 자연스럽게 익힌 이완이 점점 명상화되어 본 명상 수련에 편하게 다가가게 된다.

이완과 마무리 수련 하겠습니다.

자리에 편안하게 누워 사바아사나를 유지합니다.

인체에 남아 있는 긴장이 자연스럽게 풀어지고 회복하는 것을 느낍니다.

때로는 긴장이 해소되는 과정에서 일부 몸에 힘이 들어갔다가 빠지기도 하고, 심신이 안정되는 과정에서 팔과 다리가 살짝 튀는 반응이 일어날 수도 있습니다.

---

17　이완 명상의 자세는 (1) 휴식의 사바아사나의 그림을 참조한다.

그러한 변화를 있는 그대로 인지하며, 몸이 이완되는 흐름과 의식
이 이완되는 흐름을 그대로 따라갑니다.


(조금 시간을 두었다가)

심신이 충분히 이완되면 몸이 바닥으로 가라앉는 듯하기도 합니다.

때로는 몸이 퍼지면서 없어지는 듯하며, 육신에 대한 느낌이 희미

해지기도 합니다.

마치 육신의 형체가 사라진 것처럼 느껴질 수도 있습니다.

몸의 표면 에너지가 풀리며 가벼워지고, 마치 공중에 떠 있는 것처

럼 느껴질 수도 있습니다.

그러한 느낌을 그대로 인지하고, 점점 깊은 이완으로 들어갑니다.

2분에서 길면 5분 정도 휴식합니다.


### ② 손발 쥐었다 펴기와 양발 부딪히기

이완 명상 후 의식을 깨우는 과정을 통해 심신이 일상의 흐름
으로 돌아올 수 있도록 마무리 수련을 한다. 먼저 손발 쥐었다 펴
기를 하면서 서서히 의식을 깨운다. 이후 양발을 좌우로 움직이면
서 발끝이 서로 가볍게 부딪히도록 한다.

충분히 쉰 다음 의식을 천천히 깨웁니다.

손과 발을 쥐었다 폈다 합니다.

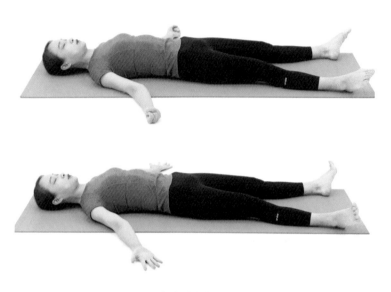

손발 쥐었다 펴기

양발을 좌우로 흔들며, 발끝이 서로 가볍게 부딪히게 합니다.

그만.

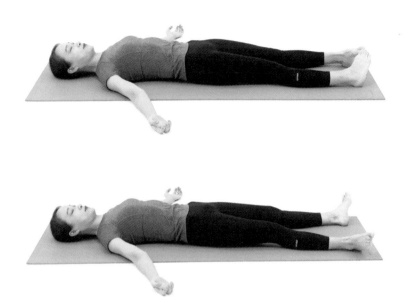

양발 부딪히기

### ③ 양무릎 좌우 기울기

이 자세는 양다리를 굽히고 세운 무릎을 좌우로 움직이면서 고관절과 골반, 척추 하부를 동시에 풀어주는 동작이다. 손과 발을 움직이는 동작에 이어서, 하체를 골고루 이완시키는 과정이다.

양무릎을 굽혀 무릎을 좌우로 왔다 갔다 하면서 고관절, 골반, 허리 부근을 풀어 줍니다.

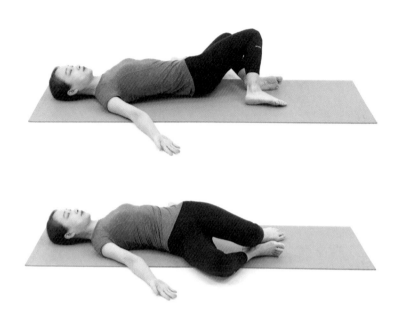

양무릎 좌우 기울기

### ④ 골반 풀기와 기지개 켜기

무릎을 굽힌 상태에서 골반을 위로 살짝 들었다가 떨어뜨리기를 5회 실행하여 골반의 긴장을 해소한다. 이후 기지개 켜기를 하여 전신을 스트레칭하며 풀어준다.

이제 골반을 가볍게 들었다 떨어뜨리기를 5회 합니다.

그만.

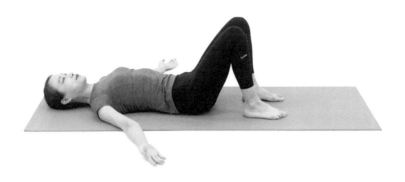

골반 풀기

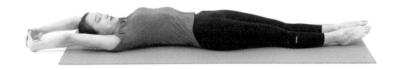

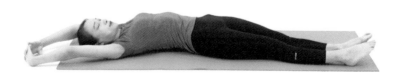

기지개 켜기

양손을 깍지 끼어 손을 위로 올리고, 손바닥이 아래를 향하게 합니다.

팔을 뻗어 기지개를 켭니다.

붕어 운동 하듯이 몸을 좌우로 왔다 갔다 합니다.

그만, 손을 내립니다.

⑤ 파완묵타아사나(Pavanamuktāsana)

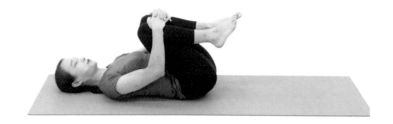

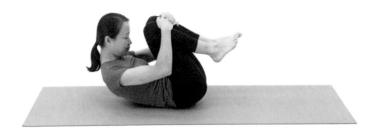

파완묵타아사나

파완묵타아사나는 몸을 말아서 복근을 부드럽게 강화하면서 척추를 고르게 풀어준다.

양무릎을 깍지 끼어 잡습니다.

숨을 내쉬며 무릎을 가슴으로 당깁니다.

들이쉬며 제자리로 돌아옵니다.

다시 한번 내쉬며 무릎을 당기고 고개를 들고 일어납니다.

들이쉬며 제자리로 돌아와 휴식합니다.


### ⑥ 모관 운동

모관 운동은 사지의 모세혈관의 혈액순환을 촉진하는 동작이다. 이를 통해 전신의 혈액순환을 촉진하고 심장의 기능을 향상시킨다. 두 가지 방법으로 할 수 있다. 모세혈관의 혈액순환을 촉진하고자 할 때는 팔과 다리를 편 상태에서 힘을 주고 미세하게 진동시킨다. 팔과 다리를 풀어준다는 느낌으로 할 때는 팔과 다리를 약간 굽히고 털어주듯이 실시한다. 원래 동작은 첫 번째 동작이다. 동작을 마친 후에는 사바아사나로 잠시 휴식한다.

모관 운동 하겠습니다.

양팔과 양다리를 위로 올리고 진동하듯이 떨어줍니다.

30초 정도 실시하거나 길면 1분 정도 실시합니다.

그만. 바닥으로 내립니다.

잠시 숨을 고르고 휴식합니다.

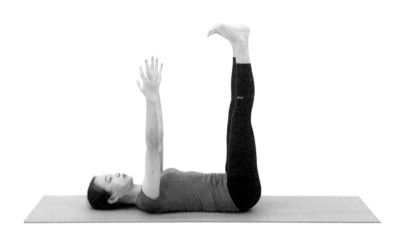

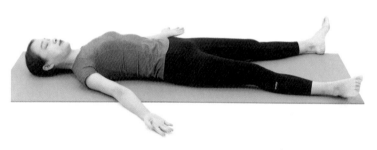

모관 운동

⑦ 수카아사나(Sukhāsana)

수업을 마칠 때는 수카아사나로 마무리한다. 1시간 동안 실시했던 요가 수업의 고요함과 충만감을 수카아사나로 안정시키며 이 힘이 일상으로 연결될 수 있도록 안내한다. 이를 통해 요가 수업의 시작과 끝이 좌법인 수카아사나로 시작하고 마무리하여 호흡과 명상의 습관이 자연스럽게 형성되도록 지도한다.

일어나서 수카아사나로 편안히 앉습니다.

(잠시 호흡한 후) 수련을 마치겠습니다.

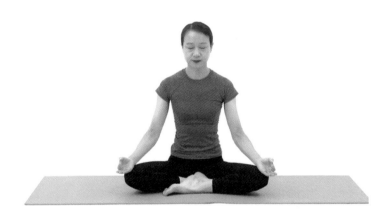

수카아사나

이상으로 전체 수업에 대한 요가 아사나 안내를 70분 정도 진행하였다. 요가 수업에서 지도의 방향성은 요가지도사 자신의 요가관에서 비롯되고, 수업의 생명력은 자신의 수행력에서 비롯된다. 수업의 구성은 요가 아사나에 대한 깊은 이해와 자기 수련의 경험을 토대로 한다. 한 시간 수업을 구성하고 진행할 수 있는 기초적인 능력을 갖추는 데는 생각보다 오래 걸리지 않는다. 특히 좋은 선생님과 교육 체계가 뒷받침되면 더 빨리 갖출 수 있다. 중요한 것은 그 다음이다. 회원들에게 얼마나 유용하면서도 요가의 본질에 충실한 지도를 하는가는 많은 노력과 경험이 쌓일 때 가능하다. 요가지도사는 회원들이 현재 필요로 하는 것만 제공하는 것이 아니라, 아직 경험하지 못했지만 근본적으로 자신의 내면을 깨닫고 수련할 수 있는 요가 프로그램을 안내하는 것도 중요한 역할이라고 할 수 있다.

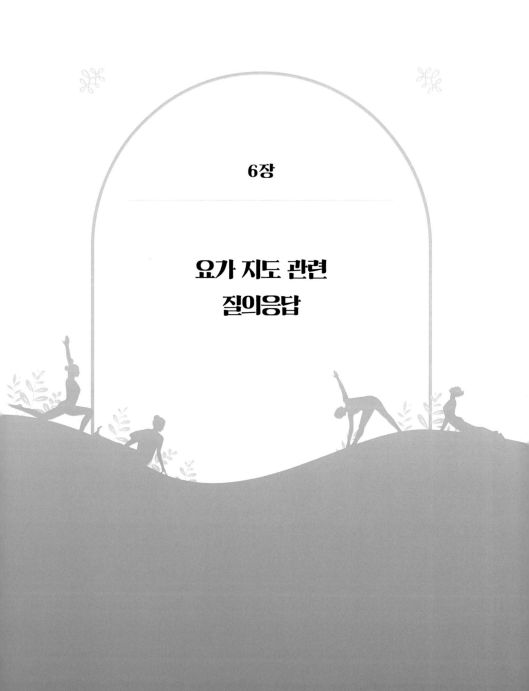

# 6장

## 요가 지도 관련
## 질의응답

요가 지도를 하다 보면 회원들에게 다양한 질문을 받게 된다. 요가 수업 시 나타나는 증상에 대한 질문 뿐만 아니라 동작을 어떻게 해야 하는지, 호흡을 어떻게 해야 하는지와 같은 수련 방법에 대한 질문도 받게 된다. 이외에도 건강과 마음에 관련된 질문, 때로는 질환과 관련된 질문을 받을 때도 있다.

이 장에서는 요가 지도 시 많이 받게 되는 질문에 대한 기초적인 응답을 다루고자 한다. 여기서 설명하는 응답은 정답이 아니라 하나의 예시이므로 참조로 하면서, 세부적인 내용은 실제 상담자의 상태에 따라 필요한 정보를 취합하여 답변하는 것이 좋다. 답변의 내용은 요가의 유파에 따라 달라질 수 있고, 지도사의 능력과 성향에 따라 달라질 수 있음을 고려하도록 한다.

## 1) 요가 동작을 할 때 호흡을 강사님의 구령에 맞추기가 어려운데 어떻게 해야 하나요?

호흡의 길이나 리듬은 개인의 신체 능력에 따라 달라질 수 있습니다. 요가 자세는 동작을 천천히 하는데, 이에 맞는 근력과 심폐기능이 뒷받침될 때 안정적으로 호흡할 수 있습니다. 호흡의 길이와 리듬은 수련을 하다 보면 신체 기능이 향상되면서 어느새 자연스럽게 되어, 나중에는 지도사의 안내에 맞출 수 있게 됩니다. 그전까지는 동작 시 호흡을 할 때 편안함과 안정감을 최우선으로 하는 것이 좋습니다. 즉, 부담을 가지며 호흡 안내에 억지로 맞추는 것이 아니라 자신이 편안하게 할 수 있는 호흡 길이에 맞게 동작을 하는 것입니다. 예를 들어 내쉬며 앞으로 숙이는 동작을 할 때, 자신의 호흡이 짧으면 중간에 들이쉬는 호흡으로 바뀌어도 괜찮습니다. 급격하게 바뀌는 것은 좋지 않지만, 안정적이고 무리 없이 자연스러운 호흡을 하면 동작 중간에 호흡이 바뀌어도 대부분 문제가 되지 않습니다. 이러한 방식으로 편안함을 우선으로 하며 자신의 호흡 길이와 리듬에 맞춰 수련하다가 점점 숙련되면 안내하는 호흡 길이에 맞추어 수련하도록 합니다.

## 2) 요가를 하고 나니 어지러운데 왜 그런가요?

어지러움의 원인은 매우 다양합니다. 질환이 원인인 경우는 병원 치료가 필요하므로 여기서는 제외하고 요가 수련 방법과 관련하여 발생할 수 있는 경우를 말씀드리겠습니다.

첫 번째로, 호흡을 편안하게 하고 있는지를 살펴볼 필요가 있습니다. 자신이 편하게 할 수 있는 호흡 길이보다 길게 하거나 호흡을 멈추어 유지하려고 하면 산소 부족이나 혈액순환의 문제로 어지러움이 발생할 수 있습니다. 이때는 자신의 호흡 길이에 맞게 편안하게 수련하면 좋아집니다.

두 번째로, 평소 가슴이 답답하거나 심장의 기운의 흐름이 원활하지 않은 사람이 할라 아사나와 같은 동작을 하고 나서 그럴 수 있습니다. 몸을 역전하여 가슴이 수축되는 압력이 가해질 때, 가슴 근육이 경직되고 기와 혈액순환이 잘되지 않으면서 어지러운 증상이 일어나는 것입니다. 이때는 동작의 가동 범위를 작게 하여 가슴의 압박 부담을 줄여주면 개선될 수 있습니다.

세 번째로, 선 자세의 후굴 동작에서 고개를 뒤로 넘길 때 경직된 목 근육이 경동맥 주변을 압박해 혈류에 변화가 생기는 경우입니다. 이 경우에도 어지러움이 일시적으로 생길 수 있습니다. 그래서 처음 서서 후굴을 할 때는 자신의 유연성에 맞춰 가볍게 하면서 균형감, 어지러움 발생 등을 체크하며 수행하는 것이 좋습니다. 드물게 어지러움으로 인해 넘어지는 경우도 발생할 수 있으니, 무엇보다 안전을 우선으로 하여 수행하도록 합니다.

다른 원인을 한 가지 더 말씀드리면, 기립성 저혈압까지는 아니지만, 유사한 증상이 나타날 수 있습니다. 예를 들어, 요가 동작 중 우따나아사나와 같이 머리를 아래로 향하게 하는 자세에서 일어설 때, 혹은 앉은 자세에서 선 자세로 전환할 때, 혈액순환이 일시적으로 원활하지 않아 어지럼증이 나타날 수 있습니다. 이와 같이 갑작스러운 자세 변화로 인해 어지러움이 발생할 수 있으며, 이러한 경우 자세 전환을 천천히 하는 것이 어지러움을 예방하는 데 도움이 됩니다.

### 3) 목 디스크가 있는데 요가 동작을 해도 되나요?

목 디스크가 있는 경우, 목의 움직임이 큰 요가 동작은 제외하거나 보류하는 것이 안전합니다. 허리 디스크의 경우 앞으로 굽히는 동작을 특히 주의해야 하는 데 반해, 목 디스크의 경우에는 뒤로 넘기는 동작을 주의해야 합니다. 예를 들면, 마츠야아사나와 같이 머리를 뒤로 젖혀 몸을 지지하는 동작은 하지 않는 것이 좋습니다. 할라아사나나, 살람바 사르방가아사나와 같이 목을 직각 가까이 굴곡하여 체중을 지지하는 동작도 피하는 것이 좋습니다. 또한 살람바 시르사아사나와 같이 거꾸로 서서 머리로 체중을 지지하는 동작도 목이 호전될 때까지 하지 않는 것이 안전합니다.

그렇다고 목 운동을 금하는 것은 아닙니다. 목의 안정적인 가동 범위를 조금씩 확보하며 점진적으로 움직이는 것이 필요합니다. 이때 목이 길어지는 느낌으로 스트레칭을 실시하는 것이 도움이 됩니다. 예를 들어, 머리를 뒤로 넘길 때도 위로 길어지는 느낌을 유지하며, 뒤로 넘기는 각도는 20도 이내로 하여 조금만 움직이는 것입니다. 구체적인 동작은 앞으로 목의 건강 상태를 살펴보며 안전하게 하나씩 해나가면 좋을 것 같습니다.

## 4) 허리 디스크가 있는데 앞으로 숙이는 동작을 하지 말라고 들었습니다. 전혀 하지 말아야 하나요?

허리 디스크가 있을 경우 디스크가 뒤로 밀리는 압박을 받으면 신경을 더 누를 수 있기에 전굴 동작을 주의하라고 하는 것입니다. 그렇기에 이러한 지침을 따르면서 실시하는 것이 필요합니다. 그러면 언제까지 전굴 동작을 안 해야 하는 것인지 궁금할 것입니다. 여기에는 사람마다 개인차가 크기 때문에 안전한 범위에서 신체 상태를 잘 파악하며 보수적으로 실시하는 것이 좋습니다.

우선, 디스크로 인한 불편한 증상이 가라앉을 때까지 전굴 동작은 거의 하지 않거나 약하게 실시합니다. '거의'라고 말한 것은 요추 부분을 최소한으로 사용하고 흉추와 경추 위주의 전굴을 할 수 있기 때문입니다. 요추 관절의 움직임을 고정하고 주변 관절을 주로 이용하는 것입니다. 이렇게 조심스럽게 동작을 하다가 디스크 증상이 완화되고 일정 시간이 지나 병원에서 호전되었다는 진단을 받으면, 척추가 길어지는 느낌으로 움직이며 조금씩 전굴의 가동 범위를 넓혀갈 수 있습니다.

5) 요가를 한 지 3개월 정도 되었는데 요즘 오히려 몸이 피곤한데 요가가 저에게 안 맞는 것일까요?

요가를 하다 보면 여러 가지 반응이 나타날 수 있습니다. 그중에는 신체 증상이 개선되면서 일어나는 반응도 있습니다. 이를 호전반응 또는 명현반응이라고 부릅니다. 명현반응을 인정하지 않는 분들도 있지만, 자연건강학에서는 이러한 반응이 나타날 수 있다고 봅니다.

말씀하신 나른한 느낌의 원인은 여러 가지가 있을 수 있습니다. 하지만 회원님의 경우 최근 특별한 질환이나 피로를 느낄 만한 요인이 없었고, 얼마 전까지 요가 동작도 안정적으로 잘 수행하셨던 것을 고려하면, 몸의 깊은 속근육이 풀리고 전체적인 근육의 질이 변화하면서 나타나는 나른함일 수 있습니다. 근육의 이완과 혈액순환 촉진이 함께 이루어지면서 이러한 반응이 나타날 수 있으니, 며칠 정도 지켜보면 좋겠습니다. 당분간 요가는 조금 더 부드럽게 진행하시는 것이 좋겠습니다.

6) 취업 시험 준비로 유연성을 늘려야 하는데 어떻게 하면 빨리 유연성을 늘릴 수 있는지요?

유연성을 빠르게 늘리기 위해 두 가지 방법을 고려할 수 있습니다. 첫 번째는 정적 스트레칭을 사용하는 방법입니다. 이 방법을 효과적으로 하려면 처음부터 강하게 하기보다는 부드럽게 시작했다가 점점 힘을 불어넣으며 스트레칭의 강도를 늘리는 방식으로 하는 것이 효율적입니다.

이유는 신장반사라는 신경 작용 때문인데, 강하게 또는 급하게 늘리면 근육이 원래 길이로 돌아가려는 반사작용이 그만큼 강하게 일어납니다. 따라서 처음에는 부드럽게 시작하여 점차 강도를 높이면, 저항 작용을 줄여 통증도 덜 느끼고, 당기는 느낌도 줄이면서 효과적으로 근육을 늘릴 수 있습니다.

두 번째 방법은 촉진 스트레칭 기법을 사용하는 것입니다. 촉진이란 말 그대로 더 잘되게 한다는 의미입니다. 이 기법에는 여러 방법이 있지만, 간단한 원리는 스트레칭 후 근력 운동을 하고 다시 스트레칭을 반복하는 것입니다.

이 과정에서 신경의 자가억제와 상호억제 작용을 활용합니다. 자가억제는 근육이 수축한 후 신경계의 피드백을 통해 더 쉽게 이완되는 원리입니다. 상호억제는 힘을 쓰는 주동근이 수축할 때 스트레칭되는 길항근이 이완되는 원리입니다. 이러한 방법을 잘 활용하면 유연성을 더 빠르게 증진시킬 수 있을 뿐만 아니라, 스트레칭 시 발생하는 통증을 줄일 수 있습니다.

## 기 요가를 하고 나면 얼굴에 열이 오르는데 왜 그런가요?

얼굴에 열이 오르는 데는 몇 가지 이유가 있습니다. 첫 번째로, 동작을 할 때 힘을 과하게 쓰면 그럴 수 있습니다. 어려운 동작이나 힘이 많이 필요한 동작을 할 때, 특히 상체의 힘을 과도하게 사용하고, 입과 얼굴에 힘을 주면서 하면 혈액과 기운이 위로 몰리면서 얼굴에 열이 오를 수 있습니다.

두 번째 이유는 체질적으로 열이 잘 오르는 분들이 호흡을 편안하게 하기보다 길게 또는 강하게 하다가 기운이 위로 뜨면서 얼굴에 열이 오를 수 있습니다. '혈과 기는 함께 움직인다'는 말이 있듯이, 기운이 위로 오르면 혈액도 함께 위로 이동합니다. 이러한 경우에는 동작의 강도를 조금 줄이고, 호흡을 편안하게 하는 데 비중을 두고 수련하는 것이 좋습니다.


### 8) 고혈압이 있는데 어떻게 요가를 해야 하나요? 주의할 동작이 있는지요?

고혈압이 있는 경우, 몇 가지 주의해야 할 동작이 있습니다. 먼저 심장과 머리 쪽으로 피가 몰리는 동작과 기운이 위로 쏠리는 동작, 그리고 눈, 코, 귀에 압력을 가하는 동작은 피하는 것이 좋습니다. 하지만 같은 동작이더라도 수행하는 방법에 따라 달라질 수 있으니, 요가지도사에게 동작을 안정적으로 하는 방법을 배우는 것이 중요합니다. 또한, 호흡을 멈추거나 과도한 힘을 사용하면서 동작을 수행하는 것도 주의해야 합니다. 거꾸로 서는 역전 동작 역시 주의해서 수행할 필요가 있습니다.

이러한 사항은 개인차가 있으므로, 본인의 상태를 감안해 동작을 조절하면 됩니다. 요가 아사나는 매우 다양한 동작이 있기 때문에, 개인에게 맞는 동작을 선택할 수 있는 폭이 넓습니다. 그럼에도 수련 초기에는 보수적으로 접근하여 수련하는 것이 좋습니다.

추천하는 아사나는 심신을 충분히 이완시키는 동작입니다. 이러한 동작은 사지를 풀어주고 혈액순환을 도와서 심장과 머리 쪽으로 가는 혈액의 부담을 줄일 수 있습니다. 혈관의 탄력성을 회복하는 동작도 도움이 되는데, 이는 근육이 부드러워지는 동작을 통해 근육 주변 혈류가 증가하고 혈관에 적절한 자극을 지속적으로 주기 때문입니다. 추가로 심장과 머리 쪽의 기와 혈을 아래로 내리는 동작으로 하지의 혈액순환을 촉진하는 아사나를 합니다. 예를 들면 서서 하는 다양한 아사나를 안정적이고 부드럽게 수행하는 것입니다.

요가 수업의 전체 자세 중, 몇 가지 주의해야 할 자세를 제외하면 고혈압이 있는 분들에게도 대부분의 요가 자세가 도움이 됩니다. 왜냐하면 요가 동작 자체가 호흡을 천천히 하게 하고, 신경을 안정시키며 자율신경의 균형을 회복하는 데 도움을 주기 때문입니다. 따라서, 동작을 할 때 편안하고 안정적이며 부드럽게 수행하는 것이 중요합니다.

## 9) 저혈압이 있는데 어떻게 요가를 해야 하나요?

저혈압이 있는 분, 특히 어지러움을 겪을 수 있는 분은 주의해야 할 동작과 대체 동작을 저에게 안내받고 하는 것이 좋습니다. 특히 일어날 때 어지러움을 느끼시면 수업 초기에는 동작의 가동 범위를 자신이 할 수 있는 것보다 작게 수행하도록 합니다. 앉아서 전굴이나 후굴을 할 때도 목과 머리 쪽의 혈류 변화가 크지 않도록 적은 범위에서 움직이며 수행하도록 합니다. 대신 다른 관절을 더 많이 사용하여 동작을 보완할 수 있습니다.

예를 들어, 앉아서 전굴하는 파스치모타나아사나의 경우에는 목과 머리를 많이 움직이기보다는 고관절과 몸통 위주로 움직이며, 목과 머리의 움직임은 최소화하는 것입니다. 서서 후굴하는 하스타우따나아사나 같은 동작에서는 뒤로 후굴하는 동작보다는 위로 뻗는 데 비중을 두고, 머리를 과도하게 넘기지 않으며 몸만 약간 뒤로 젖히도록 합니다.

하기 힘든 동작이 있을 때는 대체 동작을 합니다. 팔과 다리, 사지의 모세혈관을 강화하는 동작은 혈액순환과 심장 기능에 도움이 되므로, 이러한 동작을 대체 동작으로 활용하면 도움이 됩니다. 예를 들어, 모관 운동이나 숩타 파당구쉬타아사나 같은 동작을 추천합니다.

여기에 사지의 근력 운동을 추가합니다. 근력이 약해서 일반적인 아사나를 수행하기 어려운 경우에는 동작을 변형하여 할 수 있습니다. 예를 들어, 차투랑가 단다아사나를 할 때는 팔을 약간만 굽히는 쉬운 자세로 근력 운동을 하는 것입니다. 푸쉬업 동작처럼 팔과 다리를 강화하는 동작으로 수월하게 변형해서 하는 것입니다. 또한, 우카타아사나와 같이 스쿼트 형태의 동작도 깊이 굽히지 않고 가능한 범위 내에서 수행합니다. 이를 통한 하지 강화는 혈액 흐름을 촉진하는 효과가 있습니다.

이와 함께 호흡 수련을 꾸준히 하면 심장과 폐를 강화하여 혈압을 유지, 관리하는 데 도움이 됩니다.

## 10) 두 다리 모아 앞으로 숙이기(파스치모타나아사나)를 할 때 오른쪽 엉덩이 아래쪽이 많이 아픈데 왜 그런가요?

두 다리를 펴고 앞으로 숙이는 동작은 다리 뒤쪽 근육, 특히 햄스트링(슬근)을 주로 스트레칭하게 됩니다. 이 과정에서 골반의 좌우 편차가 있으면, 좌우 슬근이 똑같은 길이로 늘어나지 않고 편차가 생길 수 있습니다. 대부분의 경우 약간의 편차는 크게 문제가 되지 않지만, 편차가 조금 크거나 오랫동안 강하게 동작을 반복하면, 신장 반사로 인한 긴장이 누적되어 근육이 뻣뻣해지며 통증이 발생할 수 있습니다. 다리 뒤쪽 중간 지점이 아프거나, 햄스트링의 시작점인 엉덩이 아래 좌골 부위에서 통증이 나타날 수 있습니다. 이는 요가를 열심히 하는데 강하게 수련한 분들에게 가끔 나타나는 증상이기도 합니다. 이런 경우에는 지도사에게 슬근의 테라피 동작과 골반 교정 동작을 함께 배워 통증을 완화한 후에 파스치모타나아사나를 평소대로 수행하는 것이 좋습니다. 그전에는 동작을 조심하거나, 부담 없는 범위 내에서만 하는 것이 안전하다고 생각됩니다.

11) 저는 근력이 약한 편입니다. 요가는 스트레칭을 많이 해
서 근력이 약해질 수 있다고 들었는데 괜찮을까요?

스트레칭은 근육의 길이와 유연성을 증가시키는 운동이고, 근력 운동은 근육을 수축하며 힘을 강화하는 운동이기 때문에, 서로 반대되는 개념으로 이해하고 그렇게 애기하는 경우가 있습니다. 이는 요가 아사나를 스트레칭으로만 이해했기 때문입니다. 요가 아사나는 스트레칭 요소가 많긴 하지만, 근력 운동적인 동작과 균형 운동적인 동작이 고르게 포함되어 있습니다. 또한, 스트레칭에 대한 이해도 새롭게 할 필요가 있습니다. 스트레칭을 한다는 것은 반대편 근육이 수축하며 근력 운동이 이루어졌다는 것을 의미합니다. 예를 들어, 허벅지 뒤쪽 근육인 슬근을 스트레칭할 때, 허벅지 앞쪽 근육인 대퇴사두근이 수축하여 균형을 맞추고 더욱 안정적인 동작을 취하게 합니다. 따라서 스트레칭과 근력 운동은 상호 연관성이 있습니다. 요가 동작 중에는 근력을 거의 사용하지 않고 중력을 이용하여 스트레칭하는 동작도 있으며, 전반적으로 근육의 길이가 늘어나는 경향이 있어 요가의 주 효과가 유연성에 있는 것은 사실입니다. 하지만 근수축이 함께 이루어지고 근력을 요구하는 동작도 있기 때문에, 요가는 근지구력과 근력을 향상시키는 효과도 있습니다.

좀 더 근력 운동에 초점을 맞춘 요가를 원한다면, 파워 요가와 같은 수업을 선택하여 참여하면 도움이 될 것입니다.

**12) 이전에 요가를 배울 때 코로 들이쉬고 입으로 내쉬는 호흡을 하였는데, 지금 배우는 호흡은 코로 들이쉬고 코로 내쉽니다. 어떻게 하는 게 맞나요?**

요가 아사나 시 원칙적으로 코로 들이쉬고 코로 내쉬는 것이 좋습니다. 그렇다면 '입으로 내쉬는 것은 잘못된 것이냐'하면 그렇지 않습니다. 대개 요가 아사나에서 입으로 내쉬는 방법을 지도하는 경우는 스트레칭 시 신체의 이완을 더 잘하기 위해서입니다. 숨을 '하' 하고 약간 크게 내쉬면 근육의 힘을 빼기가 수월해집니다. 이렇게 함으로써 신체의 유연성을 효과적으로 늘릴 수 있다고 보는 것입니다. 물론 요가지도사에 따라 다른 목적이 있을 수도 있습니다.

반면에, 필라테스와 같은 운동에서는 입으로 내쉬는 방식을 다르게 사용합니다. 날숨에서 입술을 오므려서 숨의 통로를 좁히거나 성대 격막을 좁혀 공기의 흐름을 조절하여 호흡이 조금씩 나가도록 합니다. 이를 통해 복압을 높이고 코어 근육에 힘이 잘 들어가도록 합니다. 이는 호흡 통로를 조절하여 압력을 높이는 방법으로 요가에서 이완을 위해 입으로 내쉬는 것과 다른 경우입니다.

그래서 요가지도사 중 이완을 목적으로 지도할 때 날숨에서 입으로 내쉬며 호흡 통로를 넓고 느슨하게 안내하는 분도 있습니다. 요가가 숙련되면 입으로 내쉬지 않아도 근육을 조절하여 이완이 잘 되도록 할 수 있습니다. 요가에서 기본호흡을 코로 하는 것은 에너지를 조절하고 집중, 몰입을 잘하기 위해서입니다. 그렇기에 가능하면 수련 초기부터 코로 들숨과 날숨을 익히는 것을 추천합니다.

### 13) 나비 자세(받다코나아사나)를 할 때 한쪽 무릎이 위로 떠서 잘 내려가지 않는데 어떻게 해야 하나요?

이 경우, 올라간 쪽 다리의 안쪽 근육인 내전근이 단축되어 있을 가능성이 있습니다. 이러한 근육의 편차는 골격의 편차로 이어져 골반의 좌우 높낮이가 달라지게 됩니다. 올라간 쪽의 단축된 내전근을 타겟으로 하는 스트레칭을 하며, 앞서 설명한 촉진 스트레칭 방법을 적용하면 도움이 됩니다. 올라간 쪽 다리의 아래쪽을 손으로 감싸 쥔 후 다리를 내리는 등척성 근력 운동을 실시하고, 그 후 다시 다리를 아래로 내리는 스트레칭을 하는 것입니다. 이때, 수동적인 스트레칭으로 다리를 손으로 천천히 부드럽게 눌러주되, 무리하지 않도록 합니다. 또한, 개구리 자세(만두카아사나), 우파비스타 코나아사나 등도 유용한 동작이 될 수 있습니다.

## 14) 요즘 요가를 할 때 트림이 자주 나고 가스도 이전보다 자주 배출되는데 그럴 수도 있나요?

최근 위장의 기능이 나빠질 만한 계기가 있었다면, 이러한 증상은 식습관을 개선하고 심리적 스트레스를 다스리며 위장 건강을 회복하도록 노력해야 할 신호일 수 있습니다. 다른 경우로는 명현 반응으로 인한 증상일 수도 있습니다. 위장의 기능이 약했던 사람이 회복되는 과정에서 위장의 움직임이 좋아지며 이런 반응이 나타나기도 합니다. 하지만 원인이 둘 중에 어느 것인지 파악하기 어려울 때는 일단 이런 반응이 나타나면 식사를 조절하고 심리 상태를 개선하는 노력을 먼저 하도록 합니다. 이후 변화 과정을 지켜보면 그 원인이 무엇인지 알게 될 것입니다.

그래서 명현반응이라고 생각되더라도 이를 확신하기 어려운 경우가 있으므로, 만일을 대비해 조심하는 것이 안전합니다. 이러한 반응이 지난 후 이전보다 식욕이 좋아지고 소화 기능이 향상된다면, 명현반응으로 판단할 수 있습니다.

**15) 요가를 하고 나서 허리가 괜찮아졌는데 근래에는 통증도 있고 불편하였습니다. 그렇다고 요가를 따라 하지 못하는 것은 아닙니다. 왜 그럴까요?**

앞에서 설명한 위장 증상이나 피로와 마찬가지로 허리에도 비슷한 경우가 발생할 수 있습니다. 허리 근육이 풀어지고 혈액순환이 촉진되는 과정에서 때에 따라 약한 열이 나거나 통증이 발생할 수 있습니다. 하지만 허리는 다른 부위보다 명현반응을 판단하기가 더 어려운 면이 있습니다. 왜냐하면 요가 동작을 무리하게 수행하다가 허리에 부담이 생기는 경우도 있기 때문입니다. 그래서 불편한 증상이 나타나면 먼저 치료적 관점에서 접근하는 것이 좋습니다. 병원 진료나 치료가 필요해 보일 때는 의료 처치를 받는 것이 우선이며, 운동 처치가 가능한 경우에는 요가테라피 동작을 안전하게 실시하는 것이 좋습니다.